ゼロからはじめる病院のPDCA

How to start PDCA for total quality management in hospitals

医療の質の見える化と改善

Performance Improvement using Quality Indicators

伏見清秀=監修　本橋隆子　金沢奈津子=編集

医歯薬出版株式会社

監修

伏見清秀（ふしみきよひで）　東京医科歯科大学大学院　医療政策情報学分野　教授
　　　　　　　　　　　　　国立病院機構本部　総合研究センター　診療情報分析部　部長

編集

本橋隆子（もとはしたかこ）　聖マリアンナ医科大学　予防医学教室　助教
　　　　　　　　　　　　　国立病院機構本部　総合研究センター　診療情報分析部　診療情報分析研究員
金沢奈津子（かなざわなつこ）　国立病院機構本部　総合研究センター　診療情報分析部　研究員

執筆

本橋隆子（もとはしたかこ）　編集に同じ
金沢奈津子（かなざわなつこ）　編集に同じ
平岡紀代美（ひらおかきよみ）　国立病院機構　姫路医療センター　診療情報管理士　兼　医療情報技師

※MEDI-ARROWS は，ニッセイ情報テクノロジー株式会社の登録商標です．
※Microsoft Excel は，米国 Microsoft Corporation の米国およびその他の地域の登録商標です．

This book was originally published in Japanese
under the title of :

Zero-kara Hajimeru Byoin-no PDCA
(How to start PDCA for total quality management in hospitals)

Editorial Supervisor :
Fushimi, Kiyohide
　Professor, Tokyo Medical and Dental University

Editors :
Motohashi, Takako
　St. Marianna University School of Medicine
Kanazawa, Natsuko
　National Hospital Organization

©2017　1st ed.

ISHIYAKU PUBLISHERS, INC.
　7-10, Honkomagome 1 chome, Bunkyo-ku,
　Tokyo 113-8612, Japan

はじめに

　この本を手にとっている方の多くは，病院で働いている医療従事者の方でしょう。近年，医療現場には，リスク・マネジメント，インシデント・レポート，臨床指標（quality indicator；QI）などの医療の質と安全に関することばが溢れているのではないでしょうか。患者さんのために，より良い医療を安全確実に提供することが当然のことのように求められています。非常に忙しい医療現場においても，皆さん方はつねに医療の質と安全の確保に神経を尖らせていなくてはなりません。この本は，そのような医療現場の方々がより良い医療を提供するための手順書（マニュアル）として使えるようにと願って編纂されています。

　QIは医療の質を可視化するために有効なツールです。電子カルテ，DPCデータ，電子レセプトなどの病院内の膨大な電子情報を活用して，いろいろなQIが比較的簡単に測定できるようになってきました。また，多くの診療ガイドラインが普及し，より良い医療を提供するための指針として活用されるようにもなっています。しかし，皆さん方が提供している医療の質をしっかりと確保していくために，これらのツールをどのように医療現場で活用したら良いかを示すマニュアルはこれまでほとんど無かったと思います。

　QIをただ計りっぱなしにせずに，効果的に質の改善活動に結びつけるためには，「PDCAサイクル」の導入が有効です。Plan（計画）-Do（実行）-Check（評価）-Act（改善）は，皆さんよくご存知と思います。でも，医療の質の改善活動に実際にPDCAを導入している医療機関はあまり多くないのではないでしょうか。

　本書は，執筆者たちが国立病院機構の多数の病院に実際にPDCAを導入して，医療の質の改善活動を支援した豊富な経験に基づいて書かれています。また，東京医科歯科大学の医療クオリティマネジャー養成履修証明コースのPDCAサイクルに基づく医療の質の改善の講義を担当し，さまざまな病院に勤める受講生とPDCA活動についての議論を深めており，その経験も本書の実践的な内容につながっています。多くの病院の方にこのような活きた経験をよく知っていただいて，是非，医療の質の改善活動に挑戦していただきたいと思います。

2017年8月

東京医科歯科大学大学院医療政策情報学分野　教授
国立病院機構本部総合研究センター診療情報分析部　部長
伏見清秀

目次 contents

はじめに iii

1章 （本橋隆子, 金沢奈津子）
医療の質の見える化 1

1.「医療の質」と「見える化」 2
1) 医療の質とは 2
2) 医療の質の「見える化」と臨床指標 2
3) わが国における医療の質の見える化の現状 3

2. 臨床指標の種類, 基本構造, 作成 3
1) 臨床指標（CI）や医療の質の指標（QI）の種類 3
2) 臨床指標の基本構造 4
3) 分母・分子の設定 5
4) 良いプロセス指標の条件 5
5) 臨床指標作成の流れ 5
6) 臨床指標の落とし穴 6

3. 臨床指標の課題 6
1) 臨床指標の測定値を用いた施設間での比較は要注意 6
2) 臨床指標は臨床現場においても評価すべき診療内容（行為）なの？ 10
3) 臨床指標は適切に分母・分子を抽出できている？ 11
4) 臨床指標のプロセス指標は意味があるの？ 14

2章 （本橋隆子, 金沢奈津子）
PDCAサイクルと医療の質の改善 17

1. 医療の質の「見える化」から「改善」へ 18
1) 医療の質の改善とEvidence-based Medicine（EBM） 18
2) PDCAサイクルとは？ 18
3) PDCAサイクルに基づく医療の質の改善とは？ 19

2. 医療の質の改善の現状 ... 19
- 1) PDCAサイクルに基づく医療の質の改善の現状 ... 19
- 2) 医療においてPDCAサイクルの実践・継続が難しい原因 ... 20

3. PDCAサイクルに基づく医療の質の改善活動を成功させる8つのポイント ... 21
- 1) 成功のポイント① 医療の質の改善活動における臨床指標の役割と改善活動の意義を理解する ... 21
- 2) 成功のポイント② 医療の質の改善に取り組む体制づくり（縦割り組織から横断的な組織へ） ... 23
- 3) 成功のポイント③ 小さな課題設定と改善活動における成功体験の積み重ね ... 24
- 4) 成功のポイント④ 客観的な資料に基づく現状分析と問題点の整理 ... 24
- 5) 成功のポイント⑤ 活動の目的を明確にするための目標設定と副次指標の設定 ... 25
- 6) 成功のポイント⑥ スタッフ依存型計画から脱却した計画立案 ... 25
- 7) 成功のポイント⑦ 定期的な活動結果のフィードバックと活動結果の院内共有 ... 26
- 8) 成功のポイント⑧ Act（改善）の強化 ... 27

4. PDCAサイクルに基づく医療の質の改善活動の波及効果 ... 28
- 1) 診療への効果（プロセス改善効果） ... 28
- 2) 診療体制への効果（ストラクチャー改善効果） ... 28
- 3) 病院経営への効果（アウトカム改善効果） ... 29

3章 （金沢奈津子, 本橋隆子）
ゼロからはじめる医療の質の改善のPDCAサイクル（実践編） ... 31

準備 & Plan（計画）の実践例の見かた ... 32

実践例1 バンコマイシン投与患者の血中濃度測定率 ... 34
実践例2 外来糖尿病患者に対する管理栄養士による栄養指導の実施率 ... 38
実践例3 股関節大腿近位骨折手術施行患者における抗菌薬3日以内中止率 ... 42
実践例4 安全管理が必要な医薬品に対する服薬指導実施率 ... 46
実践例5 急性脳梗塞患者に対する早期リハビリテーション（4日以内）実施率 ... 50
実践例6 75歳以上入院患者の退院時処方における向精神薬が3種類以上の処方率 ... 54
実践例7 誤嚥性肺炎患者に対する嚥下造影検査の実施率 ... 58

Do（実行）& Check（評価）をやってみよう	62
Act（改善）をやってみよう	63
活動の管理方法	66

Column1	治療薬物モニタリング（TDM）	35
Column2	「気をつける」「周知する」「協力を呼びかける」は悪い計画？	36
Column3	外来レセプトデータを用いた指標の注意点	41
Column4	気づきを促す環境づくり	45
Column5	ポリファーマシーについて	57
Column6	嚥下内視鏡検査による嚥下機能評価について	60
Column7	ヒアリングって何をすればいいの？	65

4章 （平岡紀代美, 本橋隆子, 金沢奈津子）
ゼロからはじめるデータ分析（データ分析編） 69

4章を読み進めるにあたって		70
データ分析1	バンコマイシン投与患者の血中濃度測定率	78
データ分析2	外来糖尿病患者に対する管理栄養士による栄養指導の実施率	84
データ分析3	股関節大腿近位骨折手術施行患者における抗菌薬3日以内中止率	96
データ分析4	安全管理が必要な医薬品に対する服薬指導実施率	108
データ分析5	急性脳梗塞患者に対する早期リハビリテーション（4日以内）実施率	116
データ分析6	75歳以上入院患者の退院時処方における向精神薬が3種類以上の処方率	124
データ分析7	誤嚥性肺炎患者に対する嚥下造影検査の実施率	132
4章で使うEXCEL操作		142
4章で使うEXCEL関数		151

おわりに	155

デザイン：武田厚志（SOUVENIR DESIGN INC.）　　イラスト：サタケシュンスケ

1章

医療の質の見える化

1. 「医療の質」と「見える化」
2. 臨床指標の種類, 基本構造, 作成
3. 臨床指標の課題

1.「医療の質」と「見える化」

近年,医療の現場において「医療の質」や「見える化」「可視化」といった言葉をよく見たり,聞いたりすると思います。そもそも"医療の質"って何？ "見える化""可視化"って何？ と思われている方が多いのではないでしょうか。ここでは,「医療の質」の定義と「見える化」について解説します。

1) 医療の質とは

ドナベディアン（Donabedian A）は,医療の質を「構造（Structure）」「過程（Process）」「結果（Outcome）」の3つの領域に整理して評価することを提唱しました（Donabedian, 1966[1], 1980[2]）。また,ロー（Lohr KN）は,「医療の質とは個人や集団に提供する医療サービスが望ましい健康上の成果を生み出す可能性の高さや現在の医学・医療の専門的な知識と一致している度合」と定義しました（Lohr, 1988[3]）。ローの定義の前半の「個人や集団に提供する医療サービスが望ましい健康上の成果を生み出す可能性の高さ」はアウトカム評価で,後半の「現在の医学・医療の専門的な知識と一致している度合」はプロセス評価になります。つまり,医療の質とは,パフォーマンス（行動と結果）の高さということができます。

2) 医療の質の「見える化」と臨床指標

「見える化」とは,同じ情報を見て全員が同じ認識をできるような共通の判断基準を用いて現状などを表すことです。医療の質の見える化のために策定された測定のツールが,臨床指標（Clinical Indicator；CI）や医療の質の指標（Quality Indicator；QI）です。臨床指標（CI）や医療の質の指標（QI）は,プロセス指標とアウトカム指標の2つに大別されます。診断・診療や看護（ケア）の内容や構成を評価するのがプロセス指標で,検査実施率や服薬指導実施率,リハビリテーション開始率などがあります。一方,患者の健康状態や生活にどのような影響を及ぼしたかを評価するのがアウトカム指標で,死亡率や再入院率,合併発症率,患者満足度などがあります。

また,測定結果の示し方には2つの方法があります。自施設内ベンチマークと他施設間ベンチマークです（表1-1）。自施設内ベンチマークは絶対評価になります。例えば,月別の実施件数や指導件数などの目標値を設定し,目標値にどの程度到達しているかのベンチマークとして毎月の診療実績を算出します。自施設内ベンチマークは,実際に自院で実施された診療実績（件数等）をカウントするため,結果の算出は容易ですが,各年度や各月の患者数,職員数,病床数の増減に影響を受けるため,数値どうしを厳密に比較することは難しくなります。一方,他施設間ベンチマークは相対評価になります。例えば,糖尿病患者に対する栄養指導実施率のように,糖尿病患者という分母を設定し,そのうち栄養指導を受けた患者の割合で表すため,病院の規模や患者数にかかわらず,全体の何％に栄養指導ができたかを施設間で比較することができます。しかし,パーセントを求めるため,結果の算出がやや複雑になり手間がかかります。

自院の弱点や他院より劣っている点を見つけるためには,比較が可能な他施設間ベンチマークを用い,自院の医療の質のモニタリングには,結果の算出が簡便な自施設内ベンチマークを用いることができます。このように,使用目的に合わせて見える化の方法や結果の示し方を使い分けることが重要です。

[表1-1] 自施設内ベンチマークと他施設間ベンチマークの比較

	自施設内ベンチマーク	他施設間ベンチマーク
評価	絶対評価	相対評価
ベンチマーク	診療実績 (例) 服薬指導件数 栄養指導件数 検査実施件数	実施率 (例) 糖尿病患者に対する栄養指導実施率 肺炎患者に対する培養検査の実施率 心筋梗塞患者に対するスタチン処方率
算出	容易	手間がかかる
比較	難しい ※各年度や各月の患者数等の増減の影響を受ける	可能 ※アウトカム指標ではリスク調整が必要

3) わが国における医療の質の見える化の現状

わが国において医療の質の見える化が注目されたのは、2007年に聖路加国際病院が臨床指標を策定・公表したことに始まります。2009年以前の臨床指標の作成や測定は、カルテ等の診療録から手作業で採録していました。莫大な時間とマンパワーを費やしていましたが、臨床現場に即した測定結果を得ることが可能でした。2010年以降になるとDPCデータやレセプトデータの整備や二次利用が進み、臨床指標の作成や測定においてもそれらのデータを利用した採録が可能となりました。その結果、作業時間は大幅に短縮し、マンパワーも軽減され、臨床指標の種類や数が増え、多くの病院に普及しました。

その後、臨床指標の測定結果を公表しようという動きが強まり、2010年には厚生労働省による医療の質の評価・公表等推進事業が始まりました。2010年には、独立行政法人国立病院機構、社団法人全日本病院協会、社団法人日本病院会、2011年には恩賜財団済生会、全日本民主医療機関連合会、一般社団法人日本慢性期医療協会が参加しています[4]。現在では、日本の多くの病院が積極的に臨床指標（CI）・医療の質の指標（QI）の測定・公表を行っています。

2. 臨床指標の種類、基本構造、作成

医療の質を見える化するためには、臨床指標を使いこなさなければなりません。そのためには、臨床指標についてよく理解する必要があります。ここでは、臨床指標の種類や基本構造、臨床指標が完成するまでの流れについて、具体例を提示しながら解説します。

1) 臨床指標（CI）や医療の質の指標（QI）の種類

わが国では、各医療機関や各医療団体が独自で臨床指標を作成しています。しかし、臨床指標の詳細な算出定義や算出方法を公開している医療機関や医療団体は少なく、現在、公開しているのは独立行政法人国立病院機構臨床評価指標や病院団体などがコンソーシアム形式で立ち上げた医療の質指標ポータルサイトに掲載している「医療の質指標定義プール」、聖路加国際病院の「医療の質の指標（QI）」などに限られています。

臨床指標を作成するには多くのマンパワーと時間が必要となるため、多くの病院ではすでに公開されている臨床指標や算出定義を参考にして、自院の医療の質を計測・公表しています。

では、どのような臨床指標が計測や公表に多く用いられているのでしょうか。厚生労働省の医療の質の評価・公表等推進事業に参加している医療機関や医療団体が共通して計測・公表している臨

床指標を調べてみました（**表1-2**）。その結果，3団体以上が共通して使用していた臨床指標は15指標ありました。多くの指標がDPCデータやレセプトデータで算出できますが，「褥瘡発生率」「糖尿病の血糖コントロール」「急性心筋梗塞の患者で病院到着からPCIまでの所要時間」は，診療録（カルテ）や検査データから情報を集めてくる必要があり，「患者満足度」は別調査が必要となります。

［表1-2］　医療の質の評価・公表に多く用いられている臨床指標の一覧

	国立病院機構[※1]	全日病[※2]	日本病院会[※3]	国立大学病院[※4]	自治体病院[※5]	民医連[※6]	済生会[※7]	労働者健康安全機構[※8]	聖路加[※9]
脳梗塞患者に対する早期リハビリテーション実施率	●	●	●	●	▲3	●	●	●	●
褥瘡発生率	▲1	●	●	●	●	●	●	●	●
急性心筋梗塞患者におけるアスピリン投与率	●	●	●	●	●			●	●
患者満足度（入院・外来）	●	●	●	●	●	●	●		●
手術ありの患者の肺血栓塞栓症の予防対策の実施率・発生率	●		●		●			●	●
予防的抗菌薬投与（中止率・手術1時間前の開始率）	●		●		●				●
糖尿病患者の血糖コントロール	▲2		●		▲4	●			●
急性心筋梗塞の患者で病院到着からPCIまでの所要時間が90分以内の患者の割合			●		●		●		●
服薬指導の実施率	●				●		●		●
急性心筋梗塞等に対する心臓リハビリテーション実施率	●						●		●
誤嚥性肺炎患者に対する嚥下評価（検査）の実施率	●				●				●
中心静脈カテーテル挿入術の重篤合併症発生率	●				●				●
出血性胃・十二指腸潰瘍に対する内視鏡的治療（止血術）の実施率	●	●					●		
大腿骨頸部骨折患者（脳卒中患者）に対する地域連携パス使用率		●			●				
退院調整の実施率		●				●	●		

▲1 2011年まで測定，▲2 ▲4 栄養指導の実施率，▲3 入院1週間以内のリハビリ強度，※1 独立行政法人国立病院機構[5]，※2 全日本病院協会[6]，※3 日本病院会[7]，※4 国立大学附属病院[8]，※5 全国自治体病院協議会[9]，※6 全日本民主医療機関連合会[10]，※7 恩賜財団済生会[11]，※8 独立行政法人労働者健康安全機構[12]，※9 聖路加国際病院[13]

2）臨床指標の基本構造

臨床指標の基本構造は，指標ごとに計測対象とする分母と分子が設定され，分母に占める分子の割合を算出します（**図1-1**）。

［指標名］

出血性胃・十二指腸潰瘍に対する内視鏡的治療（止血術）の実施率

分子　▶　分母のうち，内視鏡的治療（止血術）が実施された患者数

―――――――――――

分母　▶　出血性胃・十二指腸潰瘍の退院患者数

［図1-1］　臨床指標の基本構造の例[14]

3）分母・分子の設定

　分子は，医療現場において標準化すべき診療内容（行為）で，かつエビデンスに基づき，ガイドラインでも高く推奨されている診療内容（行為）が設定されます。また，臨床指標のタイトルは，分子に設定された診療内容（行為）が引用されることが多く，臨床指標の良し悪しにも影響するため重要です。

　分母は，分子の診療内容（行為）の対象となる患者を抽出するための定義を設定します。設定しなくてはならない定義は「対象となる疾患（傷病名）」「適応条件」「除外条件」です。

　分母の定義設定における注意点については，「3. 臨床指標の課題」で説明します。

4）良いプロセス指標の条件

　良いプロセス指標の条件は，4つあります。
① Evidence Based Medicine（EBM）に基づいている。
② 診療ガイドラインで高く推奨されている。
③ 患者にとって望ましい成果（結果）につながる。
④ データを簡便に集められる。

　では，「出血性胃・十二指腸潰瘍に対する内視鏡的治療（止血術）の実施率」の指標について検証してみましょう。消化性潰瘍診療ガイドライン2015[15]では，「出血性潰瘍に対する内視鏡的治療（止血術）」のエビデンスレベルは「A（質の高いエビデンス）」，推奨の強さは「1（強い推奨）」「薬物治療単独に比べて初回止血・再出血の予防において成績が良好で，緊急手術への移行・死亡率を減少させる」と書かれています。また，「内視鏡的治療（止血術）を実施した患者」は，DPCデータの様式1の手術情報から簡便にデータを集めることができます。よって，この指標は良いプロセス指標の条件①〜④をすべてクリアしています。このような指標は，医療の質の評価に多く活用されます。

5）臨床指標作成の流れ

　本来，プロセス指標は診療ガイドラインやエビデンスに基づいて作成されなければなりません。しかし，わが国の診療ガイドラインは，海外のデータに基づいたエビデンスが多く含まれ，十分な整備がされていません。そのため，専門家等によるコンセンサスベースで指標を作成していることが多いのが現状です。

　ある論点について専門家やそれ以外の人たちがどの程度合意できるのかを明らかにすることをconsensus methodといいます。その具体的な方法としては，デルファイ法やnominal group technique等があります。ここでは，デルファイ法を参考にした専門家等によるコンセンサスベースでの臨床指標作成の流れを説明します（図1-2）。

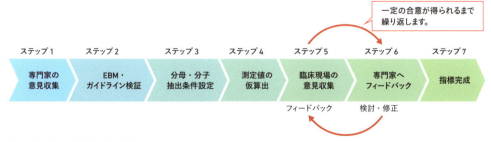

［図1-2］　臨床指標作成の流れ

まず，各診療科の専門家から医療現場において標準化すべき診療内容（行為）についての意見を集めます。次に，その診療内容（行為）がEBMに基づいているか，ガイドラインで高く推奨されているかなどを検討します。その後，分母と分子の算出定義を設定し，その設定した定義がDPCデータやレセプトデータから抽出できるかを検討します。臨床指標案とその暫定値が算出できたら，臨床現場の医師や医療従事者に開示して広く意見をもらい，その意見を専門家にフィードバックし意見の内容を精査し，必要があれば修正を行い，また臨床現場にフィードバックする… という作業を繰り返し，一定の同意を得られたところで臨床指標が完成します。

6）臨床指標の落とし穴

臨床指標の作成・計測を担当していると，臨床現場のスタッフから「算出値がおかしい」「うちの病院（診療科）はもっとやっている」「算出定義がおかしい」「この臨床指標はEBMに基づいているのか」など，さまざまな意見が出てきます。臨床の現場で働いている人たちが「違う」「もっとやっている」「おかしい」と言うのだから，臨床指標の算出定義の設定自体に問題があるのでは… と思い，算出値を100％（臨床のスタッフの皆さんが納得する値）に近づけようと分母・分子の定義を調整し始めると，臨床指標の落とし穴にはまってしまいます。

分母を絞り込めば，実施率は当然上昇します。しかし，臨床現場において見落とされがちな患者を分母から除外して，見た目の実施率を上げても，それは臨床指標の本来の目的からは乖離したものになってしまい，何のための臨床指標かわからなくなります。逆に，対象者を漏れなく抽出しようと分母を広めに設定すると，治療の対象にはならない症例まで含まれてしまい，実施率は低下します。その結果，臨床の実態が反映されなくなり，何を見える化しているのかわからなくなります。

このように，臨床指標は分母の算出定義の設定次第で上げることも，下げることもできるため，医療の質の実態を良く見せることも，悪く見せることもできるのです。そのため，作成の段階で指標の目的や臨床的な妥当性を十分に考慮したうえで定義を決めることが重要です。

3. 臨床指標の課題

臨床指標は医療の質を評価する万能なツールではありません。指標の作成者と使用者が臨床指標の特性をよく理解することで，算出値の解釈が深まり，うまく使いこなすことができるようになります。ここでは，具体的な例を提示しながら，臨床指標の算出値を解釈するうえでの注意点や臨床指標の限界と課題について解説します。

1）臨床指標の算出値を用いた施設間での比較は要注意

（1）各病院が公表している臨床指標の算出結果を施設間で比較しても大丈夫？

表1-3は，国立病院機構（NHO）臨床評価指標計測マニュアル[16]と医療の質指標定義プール[17]に共通する名称の臨床指標6指標について，それぞれの分母・分子の算出定義に基づいて算出した算出値の結果です。6指標が同じ名称の指標であるにも関わらず，すべての算出値に有意な差が認められました[18]。

[表1-3] 共通する名称の臨床指標6指標の算出値の比較

指標名称	指標値 NHO	指標値 医療の質	P値
急性脳梗塞患者に対する早期リハビリテーション開始率	79.4%	55.4%	<0.001
急性心筋梗塞患者に対する退院時の処方率	93.5%	85.8%	<0.001
急性脳梗塞患者に対するアスピリン等の投与率	86.0%	58.7%	<0.001
急性心筋梗塞患者に対する退院時のスタチン処方率	94.6%	73.4%	<0.001
大腿骨近位部骨折患者に対する早期リハビリテーション開始率	87.1%	84.2%	<0.01
気管支喘息患者に対する吸入ステロイド剤の投与率	71.4%	51.1%	<0.001

(本橋隆子,他:臨床指標の算出定義と算出値の検討 国立病院機構臨床評価指標と医療の質指標ポータルサイトにおける指標値の相違,日本医療・病院管理学会誌,52(3):17-26,2015.)

急性脳梗塞患者に対する早期(4日以内)リハビリテーション開始率

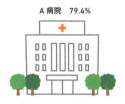
A病院 79.4%

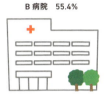
B病院 55.4%

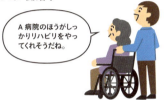
A病院のほうがしっかりリハビリをやってくれそうだね。

各病院が公表している算出値に差があること自体には問題はありません。問題は、公表されている算出値の算出定義が実は異なっているということです。つまり、単純に施設間比較はできないのです。しかし、各病院のウェブサイトで公表されている算出値を見た人は、細かい算出定義まで確認することはないため、同じ名称の指標の結果を施設間で比較し、誤った病院評価をしてしまうのです。

現在、わが国では全国のすべての病院が共通の算出定義に基づいて算出している臨床指標はありません。よって、臨床指標の算出値の施設間比較は十分な注意が必要です。

(2) なぜ、指標の名称が同じなのに、結果がこんなに違うの？

臨床指標の落とし穴で説明したように、臨床指標の算出値は、分母の算出定義の設定次第で上げることも、下げることもできます。つまり、分母の算出定義の設定が大きく影響しているのです。

分母を算出するうえで設定しなければならない条件は、「傷病名の選択条件」「適応条件」「除外条件」の3つです。よって、この3つの条件設定が異なれば、算出される算出値も異なります。では、この3つの定義設定の違いが算出される症例にどのように影響するか見てみましょう。

● 傷病名の選択条件の違いによる影響

対象となる患者の傷病名をDPCデータやレセプトデータから抽出する場合、DPCデータではICD-10コード、レセプトデータでは標準病名コードまたは傷病名を用いて抽出します。

検証1は、国立病院機構臨床評価指標計測マニュアルと医療の質指標定義プールの算出定義に基づいて、急性脳梗塞患者に対するアスピリン等の投与率の分母である「急性脳梗塞患者」をDPCデータから抽出した例です。抽出された症例数は、50症例と65症例でした。抽出された症例の傷病名を調べてみると、国立病院機構臨床評価指標計測マニュアルで抽出された症例はすべて「I63$脳梗塞」でしたが、医療の質指標定義プールで抽出された65症例のうち、50症例は「I63脳梗塞」、15症例は「G45$ TIA(一過性脳虚血発作)」でした。

このように、「急性脳梗塞患者」と言っても、どのような傷病名を選択するかで分母となる集団は大きく異なるため、たとえ抽出された分母の症例数が近似していても単純な比較はできません。

[検証1] DPCデータから抽出した「急性脳梗塞患者」の比較

● 国立病院機構臨床評価指標計測マニュアルの算出定義を使用して抽出した場合[19]
50症例抽出　→　内訳：すべて「I63$ 脳梗塞」
傷病名の算出定義を確認してみると…
「入院契機傷病名」と「医療資源傷病名」の両方に「I63$ 脳梗塞」が含まれる症例

● 医療の質指標定義プールの算出定義を使用して抽出した場合[20]
65症例抽出　→　内訳：「I63$ 脳梗塞」50症例，「G45$ TIA」15症例
傷病名の算出定義を確認してみると…
「入院契機傷病名」と「医療資源傷病名」の両方に「I63$ 脳梗塞」，「G45$ TIA」のいずれかが含まれる症例

　また，DPCデータでは診断情報の「主病名」「入院契機病名」「医療資源傷病名」「医療資源傷病名2」「入院時併存症」「入院後発症疾患」のうち，どこに記載されている傷病名を選択するかでも抽出される症例は異なります。さらに，「医療資源傷病名のみ」「主病名と医療資源傷病名の両方に」「主病名と医療資源傷病名のいずれかに」のように，抽出方法の違いによっても抽出される症例は異なるため注意が必要です。
　一方，レセプトデータの傷病名を利用して対象となる患者を適切に抽出することは，DPCデータで抽出するよりも難しいと言われています。レセプトデータの場合，複数の傷病名コードが存在するため，医療資源が最も投入された傷病名を識別することは不可能であり，主病名も判別できません。

● 適応条件の設定の違いによる影響
　適応条件とは，対象となる患者を抽出するための条件です。分母を傷病名のみで抽出した場合と，傷病名に適応条件を付加した場合の抽出症例数を比較してみました。
　検証2は，気管支喘息患者に対する吸入ステロイド剤の投与率の分母となる「気管支喘息患者」を抽出した例です。まず，「J45$ 喘息」という傷病名だけで抽出すると100症例が抽出されました。しかし，その中には吸入ステロイド剤の投与が必要のない喘息患者も多く含まれてしまいます。より投与の必要な患者を絞り込むために，喘息予防・管理ガイドライン2015[21]を調べてみると「副腎皮質ステロイドあるいはキサンチン誘導体の注射薬と吸入ステロイドの併用」が推奨されています。そこで，「入院中に副腎皮質ステロイドあるいはキサンチン誘導体の注射薬が投与された患者」という適応条件を付加すると75症例が抽出され，より吸入ステロイド剤の投与が必要な患者を抽出することができます。

[検証2] 傷病名のみの場合と適応条件を付加した場合の抽出症例数の比較

[指標名]

気管支喘息患者に対する吸入ステロイド剤の投与率 22, 23)

[算出定義]

分子 ▶ 分母のうち入院中に吸入ステロイド剤が投与された患者数
―――――――――――――――――――――――――――――――――
分母 ▶ 気管支喘息で入院し，退院した患者数

● 傷病名のみの場合
　医療資源傷病名に「J45$　喘息」が記載されていた患者
　⋯▷　100症例抽出

● 傷病名に適応条件を付加した場合
　医療資源傷病名に「J45$　喘息」&「入院中に副腎皮質ステロイドあるいはキサンチン誘導体の注射薬が投与された患者」が記載されていた患者
　⋯▷　75症例抽出

　また，別の例では，「手術患者における肺血栓塞栓症の予防対策の実施率」を算出する場合，分母を「手術したすべての入院患者」としてしまうと，予防対策の必要のない手術患者まで含まれてしまいます。肺血栓塞栓症／深部静脈血栓症予防ガイドライン24)を調べると，肺血栓塞栓症の危険因子（高齢や静脈血栓塞栓症の既往歴，下肢麻痺，術式など）が強度別に書かれています。その中からDPCデータやレセプトデータで抽出できるものを選択し，適応条件に設定することが可能です。例えば，術式を限定して「骨盤内悪性根治術を実施した患者」と適応条件を付加することで，より肺血栓塞栓症の予防対策が必要な患者を抽出することができます。
　DPCデータやレセプトデータは，入院中の検査や処置，手術，投薬といった診療行為の実績やその実施日を正確に把握できるため，これらの診療行為の実施状況を適応条件に付加することで，より対象者に近い患者群を抽出することが可能になります。
　このように，分母の算出定義に関連情報を付加するか，しないかによって，分母となる集団は大きく異なり，抽出される症例も大きく変わってきます。

● 除外基準の設定の違いによる影響
　標準的な医療が提供しにくい重症患者や治療対象外の患者が分母に多く含まれると，算出値への影響は大きくなります。重症患者を除外する方法として，DPC様式1のJCS（入院時と退院時の意識レベル）やKillip分類（急性心筋梗塞の心機能障害の重症度分類），肺炎の重症度分類などを利用することができます。しかし，これらの情報は，病院によって入力率や入力精度にばらつきがあるため，利用するかどうかを決める前に，自院の入力状況や入力精度について精査する必要があります。もし，入力率や精度が低かった場合，算出される算出値が臨床実態と乖離する場合があるため注意が必要です。
　また，除外条件の設定は慎重に行わなければなりません。例えば，「急性脳梗塞患者に対する早期

リハビリテーションの開始率」では，分母となる「急性脳梗塞患者」のうち重症患者（JCS2桁以上）には標準的な治療やリハビリテーションは行えないので，分母から除外すべきだという意見があります。しかし，重症患者であっても医学管理上問題がなければ，早期にリハビリテーションを開始する必要があり，実際の臨床現場でも理学療法士や作業療法士，言語聴覚士が入院当日から介入している病院も多くあります。安易に重症例を除外すると，本来の臨床指標の意義が損なわれてくることがあるため注意が必要です。

検証1と検証2から，臨床指標の算出値は分母の算出定義の設定によって大きく変化することが実感できたと思います。公表されている臨床指標の算出値を施設間で比較する場合，似たような母集団が抽出できているかを確認することが重要です。

2）臨床指標は臨床現場においても評価すべき診療内容（行為）なの？

臨床指標の臨床的妥当性，すなわち臨床指標が測定しているものが，本当に臨床的に重要なものかという問題です。臨床現場のスタッフが重要だと考えている医療の質と臨床指標が測定している医療の質にギャップがある場合があります。例えば臨床において，ある治療の予後には，ある薬剤を投与したか，しないかではなく，いつ投与したかが影響している場合，医療の質として測定しなければならないのは薬剤投与のタイミングです。しかし，DPCデータやレセプトデータでは投与のタイミング（時間単位）はわからないため，臨床指標では代替案として投与の有無または投与日に置き換えて測定しています。これにより，臨床で評価すべき医療の質とのずれが生じるのです。この例からわかるように，臨床指標は臨床現場で測定すべき医療の質の中心部を測定しているとは限りません。これは，臨床指標の大きな課題であり，限界でもあります。

また，臨床指標が対象とする診療行為は，各病院が必ず実施すべきものを測定するべきですが，そうでない，すなわち臨床的妥当性が低い臨床指標は，臨床現場の不満や負担感増大の原因となります。医療技術は日々進化し，EBMやガイドラインで推奨される診療行為も時代によって変化します。臨床指標の臨床的妥当性を担保するためには，「現在の医学・医療の専門的な知識と一致しているか」を定期的に検証し，見直す必要があります。

それでは，実際に，臨床指標の「急性胆嚢炎に対する入院2日以内の超音波検査の実施率」[25]の臨床的妥当性を検証してみましょう（検証3）。

[検証3] 臨床指標の臨床的妥当性の検証例

[指標名]

急性胆嚢炎に対する入院2日以内の超音波検査の実施率[26]

❶ 自院の経年の測定結果を調べる
2012年18.3% → 2013年16.4% → 2014年12.6% → 2015年15.2%
⋯▷ 2012～2015年の4年間の測定結果の平均値は**15.6%**　← 低い!!
⋯▷ 臨床現場では急性胆嚢炎には超音波検査はやらないの？

❷ 現状をデータで詳しく調べる
2015年の対象患者は33人。どのような検査を実施しているのか？
・超音波検査を実施した症例数　→　5症例（15.2%）

・CT検査を実施した症例数　→　28症例（84.8%）
・MRI検査を実施した症例数　→　11症例（33.3%）
・超音波・CT・MRIのいずれの検査もしていない症例数　→　5症例（15.2%）
⋯> 超音波検査ではなく，CT検査やMRI検査が行われている。

❸ガイドラインを確認する
「-TG13新基準掲載-　急性胆管炎・胆嚢炎診療ガイドライン2013」[27]
急性胆嚢炎が疑われるすべての症例に超音波検査を行うべきである。
エビデンスレベルA（予想される効果が強く信頼できる），推奨度1（強い推奨）

❹超音波検査を実施した医師と実施しなかった医師にヒアリングを行う
（超音波検査を実施しなかった医師の意見）
・超音波検査後にCT検査を実施することが多いため，はじめからCT検査を行い，患者の（経済的・身体的）負担を軽減している。
・確実な診断に結びつけるため（医療紛争や訴訟の防止）。
（超音波検査を実施した医師の意見）
・放射線技師が当直しておらず，夜間救急患者に対してはまず超音波検査を実施する。後日CT検査も行っている。
（指標作成者の意見）
・CT検査の繰り返しの撮像による放射線被ばくの問題から超音波検査が推奨されている。
・海外ではメジャーな臨床指標である。

❺検証の結論：臨床的妥当性は？
　現在のところ，日本における本指標の臨床的妥当性は低い。しかし，今後は，医療費削減などにより，適正な検査の選択が求められる可能性が高く，安全面からも推奨される指標である。

3）臨床指標は適切に分母・分子を抽出できている？

　臨床指標の抽出精度の問題です。臨床指標の分母・分子は，DPCデータやレセプトデータに含まれるデータを使って抽出しているため，実際の対象患者とは異なる患者群が抽出されていたり，臨床指標から算出された診療行為の実施状況と臨床現場の医療スタッフが感じている実施状況とは異なっていたりする場合があります。
　例えば，「出血性胃・十二指腸潰瘍に対する内視鏡的治療（止血術）の実施率」の分子は，「手術コード　K654　内視鏡的消化管止血術」を請求した患者を抽出しています。しかし，この請求コードは，止血のための薬剤散布のみでは診療報酬を請求できないため，臨床指標上ではこのような患者は内視鏡的消化管止血術は実施していないと判断されます。しかし，臨床現場の先生方は，内視鏡的治療を実施したと判断します。DPCデータやレセプトデータは診療報酬請求データのため，診療報酬を請求した診療行為は確実に拾うことができますが，診療報酬を請求できなかった診療行為は拾うことができないため，ここでずれが生じることになります。
　また，近年，在院日数が短縮し，医療連携が推進されるようになり，紹介元ですでに検査を終え，検査結果を持参してくることや退院後の化学療法や投薬は紹介元で行うことが増えてきました。例えば，入院前の外来診療や紹介元ですべての検査を終えてから入院した場合，入院中にあらためて同じ検査を行う可能性は低くなります（ただし，治療経過を診る場合には，同じ検査を行う可能性はあります）。このような場合，自院における入院時の検査の実施率は低く算出されます。しかし，

実際は，入院時に必要な検査をしなかったのではなく，検査の必要性がなかったので検査を実施しなかったということになります。DPCデータやレセプトデータでは，紹介元で行った検査の有無や検査結果持参の有無などを把握することは困難なため，算出値には反映できません。

このようなことが，臨床指標の測定値と臨床現場の感覚の乖離の原因になることがあります。臨床指標の抽出精度を検証するためには，診療録調査（カルテレビュー）を行い，DPCデータやレセプトデータから算出された症例と診療録調査から抽出された症例がどの程度一致しているかを調べる必要があります。それでは，実際に，臨床指標の「出血性胃・十二指腸潰瘍に対する内視鏡的治療（止血術）の実施率」[28]の抽出精度を検証してみましょう（検証4）。

[検証4] 臨床指標の抽出精度の検証例

[指標名]

出血性胃・十二指腸潰瘍に対する内視鏡的治療（止血術）の実施率[29]

[算出定義]

 ▶ 「K654 内視鏡的消化管止血術」の算定があった症例

 ▶ 医療資源傷病名に「K250 胃潰瘍　急性,出血を伴うもの」または「K260 十二指腸潰瘍　急性,出血をともなうもの」のいずれかが記載されている症例

❶検証対象者
・2012年9月1日から10月31日の2カ月間に入院し退院した患者
・主病名，入院契機傷病名，医療資源傷病名，医療資源2傷病名，入院時併存症，入院後発症疾患のいずれかの傷病名にK25$（胃潰瘍）またはK26$（十二指腸潰瘍）の記載がある患者

❷検証方法
　診療録調査（カルテレビュー）の結果をゴールドスタンダードとし，DPCデータから算出した結果の感度，特異度，陽性的中率，陰性的中率を算出します。
・陽性的中率：DPCデータで分母となった人のうち，真の分母（カルテで分母）である人の割合
・陰性的中率：DPCデータで分母ではない人のうち，真に分母（カルテで分母）でない人の割合
※陽性・陰性的中率は，100％に近いほど精度が高いことになります。

❸検証結果
　分母の検証対象者91名の診療録（カルテ）を調査した結果，胃・十二指腸潰瘍（急性かつ出血を伴うもの）に該当した患者は7人でした。次に，DPCデータでK250またはK260にコーディングされていた患者は8人でした。
　DPCデータでK250またはK260にコーディングされていた8人のうち，カルテと一致したのは5人で，残りの3人はカルテ上では胃・十二指腸潰瘍（急性かつ出血を伴うもの）ではありませんでした。

また、DPCデータではK250またはK260にコーディングされていなかった83人のうち、カルテ上では2人が胃・十二指腸潰瘍（急性かつ出血を伴うもの）でした。

分母の抽出精度の検証結果

	カルテ 『胃・十二指腸潰瘍 （急性出血）』有	カルテ 『胃・十二指腸潰瘍 （急性出血）』無	合計
DPCコーディング 『胃・十二指腸潰瘍（急性出血）』有	（a：真陽性） 5	（b：偽陽性） 3	（a+b） 8
DPCコーディング 『胃・十二指腸潰瘍（急性出血）』無	（c：偽陰性） 2	（d：真陰性） 81	（c+d） 83
合計	（a+c） 7	（b+d） 84	91

（結果）感度：71.4%, 特異度：96.4%, 陽性的中率：62.5%, 陰性的中率：97.6%

　分母の検証対象者91名の診療録（カルテ）を調査した結果、内視鏡的消化管止血術を実施した患者は13人でした。次に、DPCデータで「K654」を算定していた患者は11人でした。
　DPCデータで「K654」を算定していた11人は、カルテ上でも「内視鏡的消化管止血術」を実施していました。
　一方、DPCデータで「K654」を算定していなかった80人のうち、カルテ上では2人が「内視鏡的消化管止血術」を実施していました。この2人は、トロンビン等の薬剤散布のみの処置であったため、算定はされていませんでした。

分子の抽出精度の検証結果

	カルテ 『止血術』有	カルテ 『止血術』無	合計
DPCコーディング 『止血術』有	（a：真陽性） 11	（b：偽陽性） 0	（a+b） 11
DPCコーディング 『止血術』無	（c：偽陰性） 2	（d：真陰性） 78	（c+d） 80
合計	（a+c） 13	（b+d） 78	91

（結果）感度：84.6%, 特異度：100.0%, 陽性的中率：100.0%, 陰性的中率：97.5%

●検証の結論：抽出の精度は？
　DPCデータでは、算定した診療行為の抽出精度は高い。一方、傷病名のコーディングや医療現場のスタッフが入力するデータは、データ入力の精度が抽出の精度にも影響している。

　臨床指標は、DPC・レセプトデータに入力されている情報が正しいということを前提として算出しているため、そもそも入力されている情報が正しくなかった場合、現状とは全く異なる結果が算出されてしまいます。

4）臨床指標のプロセス指標は意味があるの？

　患者が入院し，退院するまでに提供される診療行為やケアは一連の流れに沿って行われます。その流れのなかにある診療行為を断片的に切り取って評価するプロセス指標に意味があるのかという意見があります。

　医療やケアは一連の流れに沿って行われているからこそ，正しいことも間違っていることもルーティン化（慣習化）しやすく，重大な間違いに気づかないまま，同じ行為を日々行ってしまうことがあります。望ましくないアウトカム（結果）を手にしてから，何が問題であったのかを遡って調べ，その原因を見つけることはたいへん困難です。だからこそ，プロセス指標によって，本来やるべきことが適切に行われているか，間違ったことが慣習化されていないかをその都度チェックすることがとても重要なのです。プロセス指標を作成しておくことで，自分たちの間違いに早期に気づき，結果を良い方向に導くことが可能になります。

　また，アウトカム指標（死亡率，退院率等）のほうが重要なのではないか，アウトカム指標を増やすべきであるなどといった意見もあります。アウトカム指標の結果には，患者の病態や重症度等の患者特性が影響するため，施設間での単純な比較はできず，患者の特性を揃えて比較する必要があります。これがリスク調整です。わが国では，リスク調整の手法が十分に検討されていないため，アウトカムを正確に評価することは難しいのが現状です。

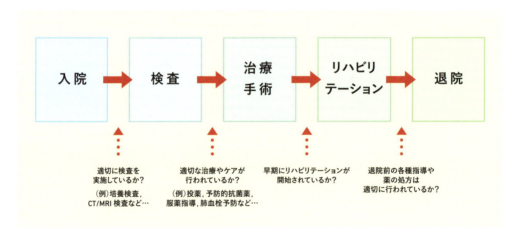

［図1-3］　入院から退院までの診療・ケアの流れ

　1章では，「医療の質」「見える化」「臨床指標とその課題」について解説しました。「見える化」とは，「見る」だけではなく，「見えたことを行動につなげていく」ことです。2章では，臨床指標というツールを使って，見えた医療の質をどのようにして改善につなげていくかを解説します。

文献

1) Donabedian A：Evaluating the Quality of Medical Care. Milbank Quarterly, 44：166 -203, 1966.
2) Donabedian A：The Definition of Quality and Approaches to Its Assessment, vol 1 - Explorations in Quality Assessment and Monitoring. Health Administration Press, Ann Arbor, Michigan, 1980.
3) Lohr K：Outcome Measurement - Concepts and Questions. Inquiry, 25 (1)：37-50, 1988.
4) 厚生労働省：平成29年度医療の質の評価・公表等推進事業の申請受付について　http://www.mhlw.go.jp/stf/seisakunitsuite/bunya/0000166331.html
5) 独立行政法人国立病院機構　臨床評価指標　Ver.3. http://www.hosp.go.jp/cnt1-1_000183.html
6) 公益社団法人全日本病院協会　病院支援事業　医療の質の評価・公表等推進事業. http://www.ajha.or.jp/hms/qualityhealthcare/
7) 一般社団法人日本病院会　QIプロジェクト（年度別指標一覧）. https://www.hospital.or.jp/qip/qi.html
8) 国立大学付属病院長会議　国立大学附属病院長会議　病院機能指標. http://www.univ-hosp.net/features.shtml
9) 公益社団法人全国自治体病院協議会　医療の質の評価・公表等推進事業. https://www.jmha.or.jp/jmha/contents/info/83
10) 全日本民医連　厚生労働省「医療の質の評価・公表等推進事業」報告書. https://www.min-iren.gr.jp/hokoku/hokoku.html
11) 社会福祉法人恩賜財団済生会　医療・福祉の質の確保・向上等に関する指標. http://www.saiseikai.or.jp/about/clinical_indicator/h27/
12) 独立行政法人労働者健康安全機構　労働者健康安全機構（労働者健康福祉機構）臨床評価指標. https://www.johas.go.jp/shinryo/ci/tabid/885/Default.aspx
13) 聖路加国際病院　Quality Indicator（医療の質）. http://hospital.luke.ac.jp/about/graph/index.html
14) 独立行政法人国立病院機構本部　医療部・総合研究センター診療情報分析部：国立病院機構臨床評価指標計測マニュアル 2013年改訂版. 国立医療学会, 2013.
15) 日本消化器病学会：消化性潰瘍診療ガイドライン. 改訂第2版, p2, 2015.
16) 前掲14).
17) 公益財団法人日本医療機能評価機構：医療の質の指標ポータルサイトの共通指標定義プール（PDF）. http://quality-indicator.net/?action=common_download_main&upload_id=54
18) 本橋隆子, 他：臨床指標の算出定義と算出値の検討　国立病院機構臨床評価指標と医療の質指標ポータルサイトにおける指標値の相違. 日本医療・病院管理学会誌, 52（3）：17 - 26, 2015.
19) 前掲14).
20) 前掲17).
21) 日本アレルギー学会喘息ガイドライン専門部会：喘息予防・管理ガイドライン2015.
22) 前掲14).
23) 前掲17).
24) 予防ガイドライン作成委員会：肺血栓塞栓症/深部静脈血栓症予防ガイドライン.
25) 前掲14).
26) 前掲14).
27) 急性胆管炎・胆嚢炎診療ガイドライン改訂出版委員会：-TG13新基準掲載- 急性胆管炎・胆嚢炎診療ガイドライン2013. p94.
28) 前掲14).
29) 前掲14).

2章

PDCAサイクルと医療の質の改善

1. 医療の質の「見える化」から「改善」へ
2. 医療の質の改善の現状
3. PDCAサイクルに基づく医療の質の改善活動を成功させる8つのポイント
4. PDCAサイクルに基づく医療の質の改善活動の波及効果

1. 医療の質の「見える化」から「改善」へ

　現在，医療の質を見える化し，公表するという活動は多くの病院で行われています。しかし，見える化して公表しているだけでは，医療の質は保証されません。改善活動を行ってはじめて保証されるのです。今後は，見える化した医療の質を改善に結びつけていくことが求められます。第2章では，見える化した医療の質をどのように改善活動に結びつけていくかについて解説します。

1）医療の質の改善と Evidence-based Medicine (EBM)

　医療の質の見える化の目的は，医療提供側の「質の標準化」と医療の受け手側への「質の保証」です。医療の質を標準化するための方法の1つに Evidence-based Medicine（EBM）の考え方があります[1]。そもそも医療におけるばらつきが注目され始めたのは，1960年から70年代に，米国で，同じ疾患に対する治療法が医師によって大きく異なることが，次々と報告されたことに始まります[2]。医療における「ばらつき」が注目され始め，質が高く，満足できる治療を誰もが受けられるようにするべきではないかという観点から，EBMという考え方が広まってきました。

　EBMとは，診療するうえで生じた疑問や問題を解決する際に，さまざまな情報を研究論文や2次資料，教科書，学会などから収集し，その集めた情報が本当に正しいものであるのか，信ずるに足るものなのかを吟味し，「エビデンス」「患者の価値観」「医療者の臨床経験」を考慮しながら患者に適応できるかどうかを，すなわち診療行動を決定する手法です[3]（図2-1）。つまり，EBMにおいて重要なことは，適切な診療行動はエビデンスだけでは決まらないということです。医療の質の改善においても，患者の価値感や医療者の臨床経験を無視して，エビデンスのみに基づいて改善活動を行っても長続きしません。

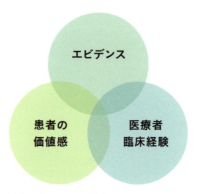

[図2-1]　EBMの概念

2）PDCAサイクルとは？

　事業活動を効率的かつ実用的に進展・向上させていくためのマネジメント手法の1つにPDCAサイクルがあります。Pは「計画（Plan）」，Dは「実行（Do）」，Cは「評価（Check）」，Aは「改善（Act）」で，この4つのプロセスを順に実施することで，継続的に品質改善や業務改善をしようとする考え方です。

　日本の品質管理の手法や理念は，米国の統計的品質管理の影響を受けています。PDCAサイクルは，ウォルター・シューハート（Shewhart WA／物理学者）とウィリアム・エドワーズ・デミング（Deming WE／統計学者）によって提唱されました。デミングは，GHQの要請を受けて統計視察団

の一員として来日し，日本の統計調査について助言を行う一方，日本技術連盟（日技連）が開催した講習会の講師として，日本の技術者や統計学者，企業の経営者などに統計的手法による品質管理を講義し，品質管理の重要性を日本各地で説いていきました。デミングの教えは「デミング・サイクル」（PDCAサイクル）などに代表されており，今日でも品質管理の重要な手法・理念となっています（参考：デミング賞（日本科学技術連盟）[4]）。

3）PDCAサイクルに基づく医療の質の改善とは？

医療におけるPDCAサイクルは，自院の現状や問題点の見える化，医療の質の向上・維持，および継続的な業務改善や効率化の実現を推進する役割を果たします。

まず，自院の現状を把握するために，データを用いた分析や臨床現場のヒアリングを行い，問題点を整理します。次に，現状分析の結果に基づき目標値を設定し，目標値を達成させるための具体的な行動計画を立案します（P（計画））。そして，計画に基づいて改善活動を実施します（D（実行））。活動状況を定期的にモニタリングし，活動の成果を評価・共有します（C（評価））。評価に基づき，立案した計画のアセスメントを行い，改善点を計画に反映します（A（改善））（図2-2）。

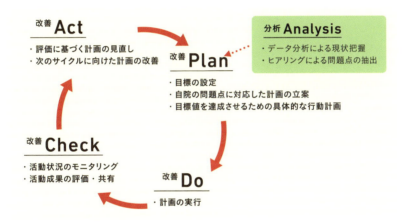

［図2-2］　医療の質の改善におけるPDCAサイクル

2. 医療の質の改善の現状

1）PDCAサイクルに基づく医療の質の改善の現状

先端的な医療の質の改善の試みを実践している病院として，聖路加国際病院やトヨタ記念病院が有名です。また，病院の改善活動を交流・推進する目的として構築された病院ネットワーク（Total Quality Management（TQM）推進協議会）でも，病院サービスの向上や業務効率の改善に加え，臨床的な質の改善に取り組みが広がっています。しかし，臨床現場の医師や医療専門職が，臨床指標やその測定結果に対して関心を持っていることはまだ少なく，臨床現場のスタッフが主体となって医療の質の改善に取り組む病院はごくわずかです。

医療におけるPDCAサイクルに基づく改善活動は，医療安全分野で比較的進んでいます。医療安全分野では，患者に何らかの不利益が生じていたり，医療事故になりかねない「ヒヤリ・ハット」などの経験から業務改善の必要性を感じることが多く，改善活動につながりやすい特徴があります。一方，医療の質の分野では，現状の業務において誰かの不利益が表面化することが少なく，改善の

課題も見えにくいため，業務改善の必要性を感じにくく，改善活動につなげることが難しいと考えられます。また，PDCAサイクルを回し始めたとしても，「計画（Plan）」や「実行（Do）」で挫折したり，「評価（Check）」や「改善（Act）」まで辿り着いても，一度きりで終わってしまうことも多く，実際にPDCAサイクルを継続することは難しいのが現状です。

このように，医療の質の改善を目的としたPDCAサイクルが継続しない，あるいは普及しない原因はどこにあるのでしょうか。

2）医療においてPDCAサイクルの実践・継続が難しい原因

医療においてPDCAサイクルの実践・継続が難しい原因は，大きく分けて4つあります（図2-3）。

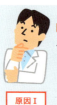

［図2-3］　医療においてPDCAサイクルの実践・継続が難しい原因

（1）原因Ⅰ　会議内で問題解決できない不完全燃焼型会議が増加していること

医療の現場では，予測不可能な対応が日常的に発生します。そのため，想定外の業務が増え，忙しくなります。このような状況では，頻回に会議を行うことは難しくなります。また，多職種が一斉に集まることも困難です。現状の業務に明らかな問題が生じていない限り，改善のための会議より日常の業務が優先になり，参加可能なメンバーのみで会議を進めることになります。その結果，会議中に問題点や疑問が挙がっても，「〇〇さん（参加していない人）に聞いてみないとわからない」「後で聞いておきます（調べておきます）」などといった結論が多くなり，踏み込んだ議論ができず，会議内で問題を解決できなくなるのです。このような，会議内で問題解決ができない，結論がでない不完全燃焼型の会議が増えると，会議に参加する意味がないと感じ，次第に参加者が減り，形式だけの会議が続く，あるいは会議が消滅し，PDCAサイクルも終わってしまいます。

（2）原因Ⅱ　スタッフの努力依存型の計画が多く活動目標が不明確であること

多職種で改善活動を行う場合，定量的な目標が設定されていないと，改善活動の成果の解釈が職種間で異なるため，多職種が一丸となって活動することが難しく，病院全体として改善しているのか，それとも悪化しているのかがわかりにくくなります。そのため，職員のモチベーションも下がり，PDCAサイクルが継続しない原因となります。

また,「○○するように注意する」「○○するように会議で促す」といったスタッフの努力に依存した計画では,医療の質の改善は期待できません。なぜなら,医療現場のスタッフの多くは,やらなくてはならないことはわかっているが,現状はできていない,もしくはできていないことに気づいていないのです。そのような状況で,注意を促しているだけでは,継続的な改善にはつながりません。また,臨床現場はスタッフの入れ替わりが頻繁であるため,ある特定の人の努力に頼った人依存の計画では,継続的な改善活動や改善の維持は見込めません。

(3) 原因 Ⅲ　会議において客観的な資料やデータが不足していること

会議で客観的な資料やデータが不足していると,主観的な議論が多くなります。主観的な意見に基づいた議論は,個々のスタッフの思い込みが多く含まれ,実際にデータで実証してみると,問題だと思っていたことがあまり影響していなかったり,違うところに問題があったりすることがあります。このような状況で計画立案や評価を行うと,本当に重要な問題点を見落としてしまい,計画立案の段階で失敗してしまいます。

また,客観的な資料やデータが不足していると,お互いに責任を擦り付け合うような感情的な議論が多くなり,踏み込んだ議論ができず,会議内で原因を追究することができません。

(4) 原因 Ⅳ　活動の結果（成果）の定期的なフィードバックと院内共有がされていないこと

日々の改善活動の結果（成果）や議論した問題点を臨床現場のスタッフと共有するシステムがない場合,医療スタッフ間や診療科間で情報が伝わらず改善が図られない原因やモチベーションが低下しPDCAサイクルが途切れてしまう原因となります。さらに,一部の職員だけで改善活動の成果を共有している場合は,病院内での協力を得られず,活動している部署や職種の負担が大きくなり,改善活動の継続が難しくなります。とくに,診療科の多い病院や病床数の多い病院ではこのような傾向が多く見られます。

3. PDCAサイクルに基づく医療の質の改善活動を成功させる8つのポイント

1) 成功のポイント①
医療の質の改善活動における臨床指標の役割と改善活動の意義を理解する

細かいことばかりに気を取られ,全体を見通さないことのたとえに「木を見て森を見ず」ということわざがあります。これは,臨床評価指標を用いたPDCAサイクルに基づく医療の質の改善活動において陥りやすい失敗の1つでもあります。臨床評価指標の各指標の分母に該当する患者にこだわり,分母に該当する症例だけを対象に改善活動を行っても,医療の質の改善にはつながりません。この失敗に陥らないためには,医療の質の改善における臨床指標の役割をよく理解しておく必要があります。

例えば,ある森の状態を評価しようとした場合,森全体を眺めていても具体的なことはわかりません。そこで,ランダムに何本かの木を抽出し,抽出した木の成長具合や質を評価することで,森全体の状態を示す指標とします。同様に,病院の医療の質を把握するために,ある疾患の患者やある手術を施行した患者をランダムに抽出し,その患者群に対して行われた医療の質を評価することで,病院全体の医療の質を評価しようとするのが臨床指標です。つまり,医療の質の改善活動における臨床指標の役割は,病院で提供されている医療を効率良くモニタリングするためのツールの1つであるということをよく理解することが重要です（**図2-4**）。

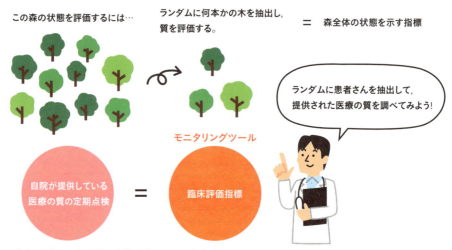

[図2-4] 医療の質の改善活動における臨床指標の役割

　臨床指標を用いた医療の質の改善活動に熱心に取り組めば取り組むほど，いつの間にか医療の質の改善ではなく指標の"数値の向上"自体が目的になってしまうことがあります。その結果，「数値を100％にするために，誰かれ構わず全員に検査を行おう」とか，「この指標は○○術後患者だけを対象としているから，□□術後患者は取り組みの対象外とする」などといった，質の高い医療とはかけ離れた診療行為を目指すことになり，何のための活動なのかわからなくなってしまいます。

　例えば，ランダムに抽出してきた個々の木の成長ばかりに気を取られていると，森全体のバランスが崩れ，他の木が枯れてしまう可能性があります。医療の質に言い換えると，脳卒中のリハに関する改善活動を実施しようとした場合，リハ科の現状を把握せず，脳卒中リハばかりに力を入れていると，運動器リハや呼吸器リハなど他のリハが疎かになり，結果として病院全体のリハの提供状況は以前よりも悪化するという事態が起こります（**図2-5**）。

　医療の質の改善活動は，一方の医療の質を下げることで，もう一方の医療の質を上げるといったトレードオフの関係ではなく，現在の病院の医療提供体制や病院を取り巻く環境を踏まえて，病院全体のバランスを考えながら，医療の質の底上げを目指すことが重要です。

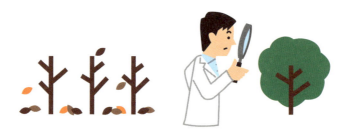

[図2-5] 医療の質の改善とは？

2) 成功のポイント②
医療の質の改善に取り組む体制づくり（縦割り組織から横断的な組織へ）

　PDCAを継続的に回すためには，「計画（P）」を立案し，それを「実行（D）」する組織と，「評価（C）」のための客観的な資料を作成する組織を分けることが重要です。組織を分けることで，現場の負担を減らし，かつ客観的な評価を行うことができます。モニタリングを中心としたPDCAサイクルをマネジメントする組織がクオリティマネジメント委員会になります。「現状のヒアリング」や「改善（A）」についての議論は，クオリティマネジメント委員会と臨床現場のスタッフが協働して行うことで，客観性を保ちつつ現場に即した「計画の立案」や「計画の見直し」が可能となります。

　クオリティマネジメント委員会は，多職種で構成することが重要です。医師や看護師などの医療職だけでなく，診療情報管理士や医事課などの事務職も含めた体制を構築します。とくに，臨床指標を用いた医療の質の改善活動の場合，医事課データやDPCデータ，レセプトデータを用いた分析が必要となるため，こうしたスタッフの参加は必須です。このように多職種で委員会を構成することで，お互いに得意な分野と不得意な分野を補い合うことができます。例えば，「計画（P）」や「改善（A）」では，各診療科へのヒアリングや臨床の専門的な議論が多くなるため，医師や看護師による会議のマネジメントが効率的です。一方，医師や看護師が，データ分析や改善活動の成果をまとめる役割まで果たすことは，負担が大きく現実的に困難なため，診療情報管理士などの事務系のスタッフが担うことで，充実した分析結果を臨床現場のスタッフに提供することができます（**図2-6**）。

　クオリティマネジメント委員会には，他の各委員会のスタッフも含めておくことが重要です。院内にはさまざまな委員会が縦割りで存在しています。それぞれの委員会内での情報共有はできていても，委員会間での情報共有はできていないことが多くあります。そのため，同じような議論を各委員会で行い，異なる指示が臨床現場に出されるため，臨床現場が非効率になっていることがあります。クオリティマネジメント委員会に各委員会のスタッフが参加することで，委員会間の情報も共有することができ，臨床現場の問題を効率良く解決することが可能になります。

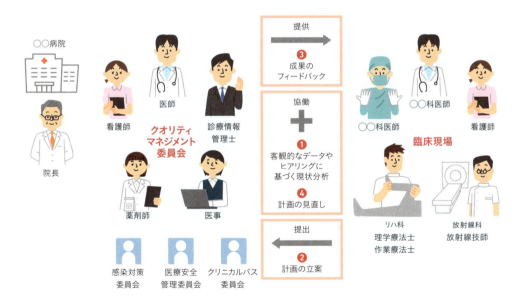

[図2-6]　クオリティマネジメント委員会の構成員と役割

3) 成功のポイント③　小さな課題設定と改善活動における成功体験の積み重ね

1巡目のPDCAサイクルが途中で途切れたり，失敗したりしてしまうと，その後の継続は困難となります。よって，最初の臨床指標の選択や課題の設定が重要となります。例えば，1巡目のPDCAサイクルで，速やかな改善が難しい臨床指標の選択や課題を設定してしまうと，改善活動の成果が明確に示されないため，職員のモチベーションが低下します。

また，1つの課題に対する改善活動の期限を決めておくことも重要です。例えば，成果が出るまでといったように漠然とした期限を設定すると，いつの間にか活動が立ち消えになっていることがあります。ある一定の期限内で成果が出ないものに関しては，その原因を調べ，活動の継続・中止を判断する必要があります。

はじめから大きな組織で改善活動に取り組むと失敗することが多くなります。というのも，医療の質の改善活動に関しては，はじめからすべてのスタッフに賛同してもらうことは難しく，このような活動に無関心なスタッフもいます。まずは，このような活動に興味を持ち，賛同してくれる部署や職種から始め，活動の成果を病院内に示し，活動の必要性を広めていくことが重要です。医療の質の改善活動が院内に根づくまでには時間がかかるため，小規模なグループ（診療科別，職種別等）で小さな課題から取り組み，改善活動の成功体験や小さな目標の達成を多く積み重ねていくことが継続の鍵となります。

4) 成功のポイント④　客観的な資料に基づく現状分析と問題点の整理

PDCAサイクルは，「計画（Plan）」から始まります。しかし，医療の質の改善においては，計画を立てる前の現状分析と問題点の整理が重要となります。

まず，現状を数値化（見える化）することで，改善の必要性に気づきます。また，主観的な問題意識をデータで検証してみると，問題だと思っていた要因があまり影響していなかったり，新たな問題を発見したりすることができます。具体的に現状を把握するためには，多角的に分析した結果が必要です。例えば，診療科別，術式別，疾患別，薬剤別，入院曜日別等の分析結果を加えることで，とくに改善が必要な部分を発見することができます。さらに，現状を数値化した結果が十分に高いものであっても，その結果が偶然なのか，経年的に維持されているものなのかを調べる必要があります。「数値化された現状」の裏に隠れている「真の現状」を見落とさないことが重要です。

クオリティマネジメント委員会が議論で使うデータや資料を作成し，この結果に基づいて臨床のスタッフと議論し，現状の問題点を整理します。問題点は，「提供体制の問題」「医療提供者の問題」「患者の問題」の3つに分類します（**表2-1**）。こうすることで，改善活動が可能な問題点や優先的に取り組まなければならない問題点を明らかにすることができ，次の「計画（Plan）」や「改善（Act）」につなげやすくなります。

このように，客観的な資料に基づく現状分析と問題点の整理を臨床のスタッフと一緒に行うことで，臨床のスタッフも現状の問題点を受け入れ，医療の質改善活動に納得して取り組むことができます。臨床現場のコンセンサスが得られない状態で，強引にPDCAサイクルを回してしまうと，さまざまな不満が噴出して途中で失敗してしまうか，一時的には改善しても継続しないという結果に終わってしまいます。

[表2-1] 問題点の整理方法

提供体制の問題	(例) 機器不足, マンパワー不足, 施設基準なし… など
医療提供者の問題	(例) オーダー漏れ, 認識不足, 情報共有不足, 多職種間（診療科間等）連携不足, 請求漏れ… など
患者の問題	(例) 重症例, 治療（ケア）の拒否, 認知の問題, 非協力的… など

5) 成功のポイント⑤　活動の目的を明確にするための目標設定と副次指標の設定

　目標の設定は，院長やクオリティマネジメント委員会だけで決めるのではなく，実際に改善活動を行う臨床のスタッフも含めて決めることが重要です．自分たちが納得する目標を設定することで，改善活動への参加意識や当事者意識が高まります．また，マンパワー不足などの提供体制に関する問題は，1年間のPDCA活動ですぐに改善できるものではありません．そのような場合は，現在の資源配置などを見直し，現状でどの程度まで改善を目指せるかを議論する必要があります．さらに，各病院の患者構成（年齢・疾患等）や病院機能，地域特性によっても目指せる目標値が異なるため，そのような要因を考慮して目標値を設定する必要があります．

　また，定量的な目標の明示や段階的な目標設定も重要です．「評価（C）」を充実させるためには，3カ月，6カ月，9カ月時点など一定期間ごとに到達すべき目標値や行動目標を設定することで，「評価（C）」時の評価基準が明確となります．

　次に，分母・分子・割合だけでは臨床現場の実態がうまく反映できない臨床指標については，簡易的に抽出できる副次指標を設定することをお勧めします．例えば，分母など設定せず，単純な診療実績（月別栄養指導件数，服薬指導件数等）を副次指標にします．診療実績などは臨床現場のスタッフにもわかりやすく，成果を簡単かつ定期的にチェックすることができるため，使いやすい副次指標の1つと言えます．また，多職種で1つの指標に取り組んでいる場合，職種ごとの月別の目標や副次指標を設定することで，改善のための行動計画が立案しやすくなり，評価軸も明確になります．

6) 成功のポイント⑥　スタッフ依存型計画から脱却した計画立案

　改善の計画を個々の医師やスタッフの努力に依存するのではなく，業務のシステム化やチェック機能の構築を中心に考えることが重要です．例えば，業務のシステム化の例として，クリニカルパスの利用があります．改善計画として新しくクリニカルパスを作成して運用するのもよいのですが，病院には多くのパスが存在していて，中にはまったく稼働していないパスもあると思います．まずは，稼働していないパスの見直しや，現存のパスの修正から行うのもよいかもしれません．また，チェック機能の例として，処方や検査の出し忘れを予防するため，電子カルテ上にアラーム機能を追加する方法があります．このアラーム機能は，多用しすぎると，「注意」することが多すぎて，逆に注意力が低下することもありますが，うまく利用すれば有効な手段になります．別の例として，外来や救急の現場では，全職種が共通で使用できる簡易型のチェックリストの作成やセットオーダー表の作成などが効果的です．このように，業務のシステム化とチェック機能の構築を基本とした計画を立案しておくと，担当者が変わっても改善のシステムは維持されます．

　一方で，職種間におけるコミュニケーション環境を見直すことで医療の質が改善することも多くあります．例えば，看護部で取り組んでいることをリハ部門では知らない，医師は看護師がやってくれていると思っていたが実際には行っていなかったなど，医療の現場では予想以上にコミュニ

ケーション不足による問題が生じていることが，現状分析で明らかになることがあります。業務のシステム化とチェック機能の構築は，効果的である一方で多くの費用を要するものもあり，簡単には導入できない場合があります。まずは，現状の情報共有状況を確認し，コミュニケーション環境を見直すことで改善が可能かどうかを評価する必要があります（**表2-2**）。

［表2-2］ 業務のシステム化とチェック機能の具体例

まずは，**コミュニケーション環境の見直し**
- 多職種合同カンファレンス
- 感染対策室やクリニカルパス委員会，医療安全室との連携
- 既存のチーム医療の活用と強化
- 多職種合同による患者さん向けパンフレットの作成

次に，**業務のシステム化とチェック機能の構築**
- パスの作成・見直し
- 外来・救急におけるチェックリストの作成・活用
- 電子カルテ上でのアラーム機能の活用
- 検査や指導のセットオーダーシステムの構築
- 最終確認者の設定

7) 成功のポイント⑦ 定期的な活動結果のフィードバックと活動結果の院内共有

　PDCAサイクルの継続には，定期的な活動結果のフィードバックとその方法が重要となります。各診療科のカンファレンスなどで報告する場合，1枚の資料の中にP，D，C，Aがすべて記載されている報告書があると便利です（**図2-7**）。資料の枚数が増えると報告内容の要点がつかめず，会議の時間も長くなります。活動の経過が1枚の報告書に示されていると，その場ですべてを確認できるため，議論を中断することなくスムーズに進めることができます。また，カンファレンスや会議のための新しい資料を作成する必要がありません。

　また，結果（成果）は，活動をしていないスタッフも含めて院内で共有することが重要です。問題点にも書きましたが，一部のスタッフだけで改善活動の成果を共有していると，活動が院内に浸透していきません。このような活動に対して消極的なスタッフを無理やり活動に参加させても意味はありませんが，結果を共有することで意識の変化にはつながります。例えば，1年1回，院内で医療の質改善活動の報告会や発表会などを開き，素晴らしい取り組みをしているグループを全職員で選び，表彰するなどといった場を設けることで，1年間の活動にメリハリがつくとともに，多くの職員に関心を持ってもらう機会となります。また，他病院との合同の活動報告会を開催すると，他の病院からの指摘によって自院独特の慣習や思い込みに気づくことがあり有益です。

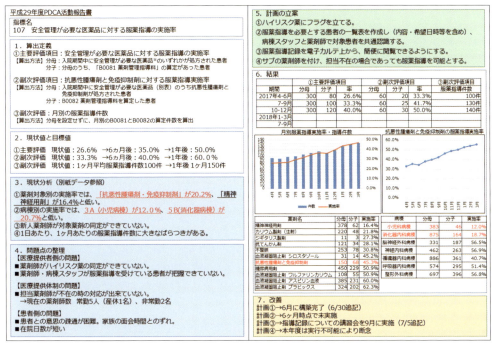

[図2-7] PDCA活動報告書の例

8) 成功のポイント⑧　Act（改善）の強化

　Act（改善）は何をしたらいいのか，CheckとActの違いは？　などといった質問を受けます。Check（評価）は，「Do（実行）」のモニタリングで，Act（改善）は「Plan（計画）」のアセスメントです。

　Act（改善）では，活動が6カ月経過した時点で，自分たちが立案した計画に基づいて活動ができているか，計画の実行の進捗状況などを確認します。実施できていない計画や成果に結びついていない計画については，「計画の継続」「計画の修正」「計画の中止」に分けて評価します（**表2-3**）。こうすることで，実行不可能な計画や現場の負担になっている計画を早期に発見し，効率良く活動を継続することができます。

　また，改善できた臨床指標の結果や課題について，2年目以降も改善された状態が維持されているかを，定期的にモニタリングしていく必要があります。もし，もとに戻っていたり，悪化している場合は，当初立案した計画に立ち返り，何が問題であったのかを検討し，再びPDCAサイクルの循環に戻していく必要があります。

[表2-3]　計画の評価方法

- **計画の継続**
  - （例）計画は実践しているが，まだ具体的な成果としては現れず，これから徐々に成果が現れてくると思われるもの
  - （例）改善活動のための下準備や調整が終わり，これから計画の実践に取り掛かるもの。
- **計画の修正**
  - （例）当初の計画では少し無理があったが，微調整で実践が可能なもの
- **計画の中止**
  - （例）計画そのものに無理があって実践不可能
  - （例）実践したが，まったく成果がなく継続が困難

> ※計画を「中止」または「破棄」する場合は，その計画がなぜ実践できなかったのかを十分に議論する必要があります。単純に，「できない・成果が出ない＝破棄・中止」とするのでは意味がありません。

4. PDCAサイクルに基づく医療の質の改善活動の波及効果

　PDCAサイクルに基づく医療の質の改善は，さまざまな波及効果があります。その効果は，大きく分けて3つあります。

1）診療への効果（プロセス改善効果）

　医療の質の改善活動は，思い込みや無意識に続けてきた誤った慣習に気づき，日々の診療内容を見直す機会となり，診療の標準化が図られます。また，現状の課題や問題点を整理することで，議論すべき内容が具体化されるため，各種カンファレンスが充実します。

　医療の質の改善は，1つの目標を多職種で共有し，改善活動を行うことが多いため，チーム医療を実践するための手段としても役立ちます。

　チーム医療の効果を示すことは難しいですが，PDCAサイクルに基づく医療の質の改善活動では，結果が数値化されるため，チーム医療の成果としても評価することができます。

　さらに，ある診療科で取り組んでいる改善活動が他の診療科の医療の質にも影響することがあります。例えば，整形外科の患者の早期リハ開始が実現されると，脳神経外科・脳神経内科等，その他の患者のリハ開始時期も改善されます。

2）診療体制への効果（ストラクチャー改善効果）

　医療の質の改善活動では，実施できていない原因が，患者にあるのか，医療提供者にあるのか，医療の提供体制にあるのか，その所在を明らかにすることができるため，診療提供体制の見直しの機会にもなります。例えば，入院患者に対する服薬指導ができていない場合，病棟管理薬剤師の配置を検討したり，土日を挟むことでリハスタッフの介入が遅れている場合，リハスタッフの土日出勤対応などについて検討したりすることもあります。

　また，クリニカルパスを作成・運用や多職種共通のチェックシート，評価シートの導入，電子カルテ上のアラート機能の追加など，診療環境の見直しも図られます。限られた医療資源で，効率的に安全な医療を提供するためにはどうしたらよいのかを考えるきっかけにもなります。

3）病院経営への効果（アウトカム改善効果）

　臨床指標の結果に基づいて実施されていなかった症例を調べていくと，該当する診療は提供されているにも関わらず，算定されていなかったという事態に気づくことがあります。病院の日常業務のなかで算定漏を発見することは困難ですが，医療の質の改善活動ではこのような算定漏を発見することができます。

　また，臨床指標は，正しくデータ入力がされていることが前提であるため，コーディングの適正化や診療録データの質の向上にもつながり，より良質な診療分析を行うことが可能となります。

さらに，適切なタイミングで必要な医療が提供されるようになり，一方で無駄を発見し，省いていくことで病院の増収にもつながります。

　以上のように，PDCAサイクルに基づく医療の質の改善活動にはさまざまな波及効果があります。一方で，改善活動の効果判定は難しく，とくに，数値に反映されるまでには時間がかかります。医療の質に対する職員の意識が変わり，院内に活動が徐々に広がっていくことで，活動の成果が数値にも反映されてきます。そこまで，根気強く取り組みを継続させることです。そのためには，改善活動に楽しく取り組める院内環境や改善活動を積極的に行う組織文化をつくることが重要です。

<u>文献</u>

1) Guyatt G：Evidence-based medicine. ACP J Club, 114；A16, 1991.
2) Wennberg JE, at al：An Assessment of Prostatectomy for Benign Urinary Tract Obstruction. Geographic Variations and the Evaluation of Medical Care Outcomes. JAMA, 259 (20)：3027-3030, 1988.
3) Sackett DL, et al：Evidence based medicine：what it is and what it isn't. BMJ, 312：71-72, 1996.
4) 日本科学技術連盟　デミング賞. http://www.juse.or.jp/deming/

3章

ゼロからはじめる医療の質の改善のPDCAサイクル（実践編）

準備 & Plan（計画）の実践例の見かた

実践例1　バンコマイシン投与患者の血中濃度測定率
実践例2　外来糖尿病患者に対する管理栄養士による栄養指導の実施率
実践例3　股関節大腿近位骨折手術施行患者における抗菌薬3日以内中止率
実践例4　安全管理が必要な医薬品に対する服薬指導実施率
実践例5　急性脳梗塞患者に対する早期リハビリテーション（4日以内）実施率
実践例6　75歳以上入院患者の退院時処方における向精神薬が3種類以上の処方率
実践例7　誤嚥性肺炎患者に対する嚥下造影検査の実施率

Do（実行）& Check（評価）をやってみよう
Act（改善）をやってみよう
活動の管理方法

準備&Plan（計画）の実践例の見かた

本章で紹介する実践例の見かたを説明します。
どこにどんなことが書いてあるのかを確認して、次のページに進みましょう。

このページで取り上げる指標のタイトルを記載しています。

1. 算出定義を確認する
指標の算出定義を記載しています。
どんな定義で指標の数値が算出されるのか、確認できます。

2. 目標値を設定する
過去の指標の結果をもとに、目標値を設定します。

ここがポイント!
検証の結果から、どのようなことが読み取れるのか、その解釈について解説しています。
解釈における注意点や、ヒアリングやカルテ情報などから調べる具体的な内容を記載しています。

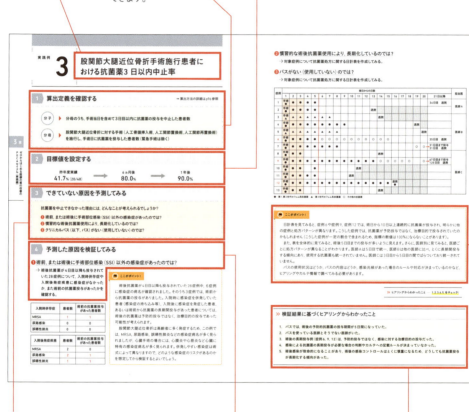

3. できていない原因を予測してみる
昨年度の結果を見て、実施率が低かった原因の仮説を立てます。仮説を立てるにあたりどんな視点があるのかを記載しています。

4. 予測した原因を検証してみる
立てた仮説が、実際にはどうだったのか、データを使って検証します。その検証方法を記載しています。

検証結果に基づくヒアリングからわかったこと
データを使った検証結果から浮かび上がった問題点について、関係する部署にヒアリングを行う必要があります。ここでは、ヒアリングからわかったことを記載しています。検証結果と照らし合わせながら確認してみてください。

5. 検証結果から問題点を整理する
データを使った検証とヒアリングの結果を統合して，問題点を整理します。
箇条書きにまとめることで，計画立案に結びつけやすくしています。

6. 計画を立てる
各問題点に対する具体的な改善策を立てていきます。具体的な計画内容を示しているので参考にしてみてください。

7. 副次指標を作る
タイトルにある指標では測定しきれない改善活動の成果を評価するために，副次指標とその算出定義の例を示しています。

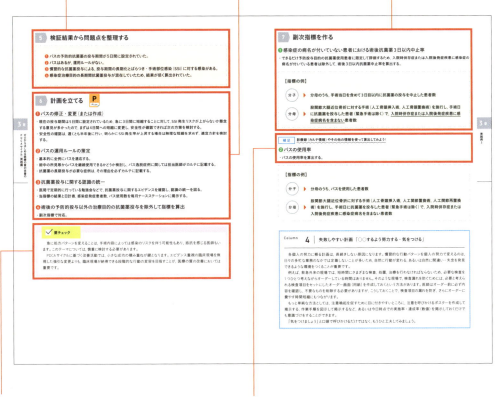

要チェック
計画の立案に際して注意すべき点をまとめています。どのテーマにも共通する内容も含まれているので，参考にしてみてください。

補足
DPCデータやレセプトデータでは検証できない内容です。カルテ情報や，その他の情報を調べる必要があります。

実践例 **1**

バンコマイシン投与患者の血中濃度測定率

1 算出定義を確認する

→算出方法の詳細はp78参照

 ▶ 分母のうち,「B0012 特定疾患治療管理料」の算定があった患者

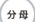 ▶ 塩酸バンコマイシン(注射薬)が,入院期間中に3日以上連続投与された退院患者

2 目標値を設定する

昨年度実績 　　　　　　6ヵ月後 　　　　　　1年後
68.3%(99/145) → **75.0**% → **80.0**%

3 できていない原因を予測してみる

血中濃度を測定されなかった理由には,どんなことが考えられるでしょうか?

❶ 血中濃度測定の有無に対するチェック機能がないのでは?
❷ 血中濃度は測定していたが,算定が漏れてしまっているのでは?
❸ どこか特定の診療科,あるいは患者集団において測定ができていないのでは?

4 予測した原因を検証してみる

❶ 血中濃度測定の有無に対するチェック機能がないのでは?

⋯> これについては現場でのヒアリングが必要です。
　バンコマイシンの投与が必要な患者が発生した場合,担当医師,病棟看護師,薬剤師,感染対策チームなどの間でどのような手続きがあるのか,手続きの流れも含めて確認しておく必要があります。とくに,どの部署が血中濃度測定について管理しているのか,また,どのような情報が共有されているのかなどについても確認してみましょう。

≫ ヒアリングからわかったこと … **1.2.をチェック!**

❷ 血中濃度は測定していたが,算定が漏れてしまっているのでは?

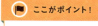
　医療の質の改善活動では,算定漏れが見つかるケースが少なくありません。算定漏れについては,カルテ情報と算定情報を突き合わせて確認することが必要です。
　算定漏れがあった場合は,①診療行為を行った人→②病棟の事務→③医事課のフローのいずれかで見落とされている可能性が考えられます。どこで見落としが発生しているのか,その原因は何か,関係職種で話し合ってみましょう。「どこを改善すれば算定漏れを予防できるか」という建設的な議論をすることが重要です。

≫ ヒアリングからわかったこと … **4.をチェック!**

❸ どこか特定の診療科，あるいは患者集団において測定ができていないのでは？

⋯▷ 診療科別に血中濃度測定率を調べてみる。

診療科	分母	分子	測定率
心臓血管外科	1	0	0.0%
腎臓内科	1	0	0.0%
脳神経外科	20	8	40.0%
循環器科	13	5	38.5%
血液内科	89	67	75.3%
神経内科	6	5	83.3%
呼吸器科	11	10	90.9%
膠原病リウマチ	2	2	100.0%
消化器内科	1	1	100.0%
消化器外科	1	1	100.0%

> **🚩 ここがポイント！**
>
> 測定率が7割を超えている診療科と，5割にも満たない診療科に二分されます。
>
> このような場合，測定率の高い診療科に，バンコマイシン投与患者の血中濃度測定はどのように管理しているのかをヒアリングして，低い診療科にフィードバックすることで，問題解決できることがあります。
>
> また，ヒアリングの際には，感染対策委員会とQM委員会が同席すると，これらの課題について有意義な議論ができます。

≫ ヒアリングからわかったこと … <u>3.をチェック！</u>

⋯▷ バンコマイシン投与期間別血中濃度測定率を調べてみる。

バンコマイシン投与期間	分母	分子	測定率
1～3日間	20	9	45.0%
4～7日間	55	25	45.5%
8～14日間	43	40	93.0%
15日間以上	27	25	92.6%

> **🚩 ここがポイント！**
>
> 抗菌薬TDMガイドラインでは，「4日以上バンコマイシン治療を行う可能性のある場合にTDMを実施する」とされています。
>
> 投与期間が4日未満だった患者は，上記に該当しないため，測定されなかった可能性があります。
>
> 一方で，4～7日間のバンコマイシン投与患者では，TDMが推奨されているにも関わらず測定率が低くなっていることがわかります。
>
> 投与期間別の測定率を調べることで，実施すべきだったのに，できていなかった患者群を明らかにすることができます。
>
> (参考) 日本化学療法学会抗菌薬TDMガイドライン作成委員会：抗菌薬TDMガイドラインExecutive summary (平成24年8月1日更新). http://www.chemotherapy.or.jp/guideline/tdm_executive-summary.pdf (2017年5月26日閲覧)

Column 1 | 治療薬物モニタリング（TDM）

治療薬物モニタリング (therapeutic drug monitoring；TDM) とは，各患者に適した投与設計を行い，適正な薬物療法を行うためのモニタリングです。薬物血中濃度を測定し，薬物動態学的な解析をもとに最適な薬用量，投与法を設定します。①薬物体内動態の把握，②医薬品の適正量投与，③多剤併用の可否，④中毒・副作用の早期発見，⑤ノンコンプライアンス（指示どおりの服薬をしないこと）を確認し，適正な薬物療法が行えるよう配慮します。

(引用) 公益社団法人日本薬学会：薬学用語解説．
http://www.pharm.or.jp/dictionary/wiki.cgi?TDM

≫ 検証結果に基づくヒアリングからわかったこと

1. バンコマイシンを使用する際には，担当医から感染対策委員会への届出が必要である。
2. 処方後の血中濃度測定は，各担当医に任されており，チェック機能はない。
3. 診療科によって，感染対策チームとの連携体制に差があった。測定率の低い診療科では，感染対策チームとの双方向の連携がなく，情報共有の仕組みも構築されていなかったため，TDMの管理が不十分になっていた。
4. 薬剤マスタの当該薬剤の処方と血中濃度測定が実施された場合に「B0012特定薬剤治療管理料」が算定されるようにシステム上で紐付けをしていたが，薬剤マスタの変更に伴い，紐付けが正しくされていない薬剤がいくつか存在していた。そのため，何件かの算定漏れが発生していた。

5 検証結果から問題点を整理する

❶ TDMのチェック体制の不徹底
　・各診療科と感染対策委員会との相互的連携体制が構築されていない。
❷ 短期投与患者に対する測定忘れ
❸ 算定漏れ

6 計画を立てる

❶ バンコマイシン使用時の感染対策チームへの届出と，TDMの定期チェックの実施

・バンコマイシン投与時に，担当医から感染対策チームへ「指定薬剤使用届」を提出することを徹底する。
・感染対策チームは，届出のあった患者について，週1回のラウンドに加えて，その都度TDMチェック表を用いて状況を確認する（週1～2症例程度なので確認は可能）。
・血中濃度の測定忘れがあれば，感染対策チームの看護師がカルテに記載し，担当医に伝える。

❷ 医局内でTDM実施状況を報告

・診療科別のバンコマイシン投与患者に対する血中濃度測定率を，毎月各診療科に配布し，TDMの管理について注意喚起を行う。

❸ マスタ変更に関するシステム管理の整備

・システム内の薬剤マスタに紐付く算定項目をリスト化し，マスタ変更があった際には，各算定項目の紐付け状況を確認することを必須とする（診療情報管理部とシステム管理部が協働で行う）。

Column 2 「気をつける」「周知する」「協力を呼びかける」は悪い計画?

　計画立案のポイントとして，改善のためのシステム構築やツール作成，ルール策定など，行動変容を起こすための仕組みづくり・環境設定を中心に紹介してきました。
　では，個々のスタッフの努力目標は，医療の質の改善活動において「悪い計画」なのでしょうか。
　個々のスタッフの努力目標は，医療の質の改善活動において非常に重要な要素です。適切な医療を提供するためには，1人ひとりの意識や努力が必要です。システム構築やツール作成，ルールの策定は，意識改善や努力を効率良くサポートするための方法であり，努力目標と並立することによってはじめてその意味を持ちます。計画立案の際には，スタッフへの周知，呼びかけによる意識改善と，その意識や努力を継続させるための仕組みづくり・環境設定の2本柱で考えてみてください。
　もちろん，周知や呼びかけを行う際には，言葉だけでは記憶に残らないので，具体的な数値や作業手順の提示，ポスターやパンフレットなどを活用するようにしましょう。

7 副次指標を作る

❶ 診療科別バンコマイシン投与患者に対する血中濃度測定率
・診療科別の測定率を算出する。

【指標の例】

 ▶ 分母のうち，「B0012 特定疾患治療管理料」の算定があった患者数

 ▶ 診療科別の塩酸バンコマイシン（注射薬）が，入院期間中に3日以上連続投与された<u>診療科別退院患者数</u>

補足　診療録（カルテ情報）やその他の情報を使って算出してみよう！

❷ バンコマイシン投与患者，指定薬剤使用届，特定薬剤治療管理料の件数
・各診療科と感染対策チームとの連携状況を確認するため，バンコマイシン投与患者数，感染対策チームに提出された指定薬剤使用届数（薬剤の種類別），特定薬剤治療管理料の算定件数を副次指標として集計する。

【集計の例：TDMに関する集計】

	患者ID	年齢	主傷病名	薬剤名	投与期間	診療科	担当医	ICTへ届出日	血中濃度測定日	服薬指導
1	⋯⋯	75	敗血症	バンコマイシン	xxxx.xx.xx～xxxxxx.xx	血液内科	○○	○／○	○／○	○／○
2	⋯⋯	36	てんかん	フェニトイン	xxxx.xx.xx～（入院中）	神経内科	△△	不要	未	未
3										
4										

　このような表を作っておくことで，年齢別，投与期間別，診療科別，担当医別の届出件数や血中濃度測定件数など，さまざまな集計が可能です（集計のためのピボットテーブルの作成方法はp142をご覧ください）。

実践例 2　外来糖尿病患者に対する管理栄養士による栄養指導の実施率

1　算出定義を確認する

→ 算出方法の詳細はp84参照

 分母のうち，管理栄養指導「B0019 特定疾患治療管理料　外来栄養食事指導料」または「B00111 特定疾患治療管理料　集団栄養食事指導料」が算定された患者数

 外来糖尿病患者のうち，ヘモグロビンA1c（HbA1c）が7.0％以上の患者数

2　目標値を設定する

昨年度実績　　　　　　　　　　6ヵ月後　　　　　　　　　　1年後
15.1% (42/278) 　→　**20.0%** 　→　**30.0%**

3　できていない原因を予測してみる

栄養指導を実施しなかった理由には，どんなことが考えられるでしょうか？

❶ 糖尿病患者を適切に抽出できていないのでは？
❷ 他の管理料（栄養指導を含む）が算定されているのでは？
❸ 糖尿病の治療は他院で行われていたのでは？
❹ 栄養指導の枠を予約していても栄養指導を受けに来ない患者がいるのでは？

4　予測した原因を検証してみる

❶ 糖尿病患者を適切に抽出できていないのでは？

…> ここでは電子カルテ情報を併用して妥当なHbA1cの値を用いて対象者を抽出していますが，レセプトデータだけを利用して妥当な糖尿病患者を算出することは困難です（Column3を参照）。とくに，糖尿病内科以外で糖尿病を合併している患者が多い診療科では，適切に患者を同定することは難しくなります。

> 🚩 ここがポイント！
>
> 糖尿病を合併している患者が受診した場合，HbA1cの検査結果を誰が確認しているのか，高値だった場合に糖尿病内科へのコンサルテーションは行っているのか，栄養指導を受けたことがあるかどうかは誰が患者に確認しているのかなどを各診療科の医師や外来看護師などにヒアリングする必要があります。

≫ ヒアリングからわかったこと …

❷ 他の管理料（栄養指導を含む）が算定されているのでは？

⇢ 200床未満の病院および診療所では，「B001-3　生活習慣病管理料」が算定可能です。これには栄養指導が含まれているため，こちらを算定している患者は外来栄養指導料や集団栄養指導料を算定できません。「B001-3　生活習慣病管理料」が算定されている可能性があります。

※「B001　20　糖尿病合併症管理料」は，足病変に関する管理・指導を行った際に算定できます。これを算定している患者は，栄養指導の対象となる可能性があります。自院の現状を確認してみる必要があります。

❸ 糖尿病の治療は他院で行われていたのでは？

⇢ 栄養指導が実施されなかった患者について，自院での糖尿病治療薬の処方状況と糖尿病内科コンサルテーションの状況を調べてみる。

> 🚩 **ここがポイント！**
>
> 自院で栄養指導を受けなかった患者では，糖尿病内科へのコンサルテーションも糖尿病薬剤の処方もなかった患者が多いことから，これらの患者の糖尿病治療は自院で行われていなかった可能性が考えられます。
> 　実際の状況を確認するには，現場でのヒアリングが必要です。栄養指導を実施されなかった患者について，かかりつけ医との連携状況も確認してみましょう。

		糖尿病薬剤の処方		合計
		あり	なし	
糖尿病内科コンサルテーション	あり	2	4	6
	なし	20	210	230
合計		22	214	236

≫ ヒアリングからわかったこと … 4.をチェック！

❹ 栄養指導の枠を予約していても栄養指導を受けに来ない患者がいるのでは？

⇢ 栄養指導の処方箋と指導件数を調べてみる。

栄養指導	件数
処方数	80
指導件数	58

> 🚩 **ここがポイント！**
>
> 栄養指導の処方件数よりも指導件数が少なくなっていました。
> 処方されたのに指導できなかった理由を栄養科にヒアリングしてみる必要があります。
> 医師の処方⇒予約⇒指導のフローのなかで，どこに問題があるのか，調べてみましょう。

≫ ヒアリングからわかったこと … 5.をチェック！

≫ 検証結果に基づくヒアリングからわかったこと

1. 糖尿病内科では，初診時とHbA1c7.0％以上の患者には栄養指導を行うことにしている。外来看護師がチェックしており，適宜医師にオーダー依頼をしている。
2. 循環器内科は，糖尿病併存患者の初診時に，必ず医師が栄養指導をオーダーするよう決めており，看護師が栄養指導の実施状況をチェックしている。
3. その他の診療科では，糖尿病併存患者のHbA1cの確認や栄養指導の確認について，とくにルールを定めていない。
4. どの診療科も他院でコントロールされている糖尿病患者については，自院で栄養指導は行っていない。
5. 栄養指導の予約を入れていても受けに来ない患者がいる。

5 検証結果から問題点を整理する

❶ 糖尿病内科以外の他の診療科において糖尿病併存患者を把握できていない。
❷ 他院で治療している糖尿病患者の栄養指導実施状況が把握できていない。
❸ 予約しても栄養指導を受けない患者がいる。

6 計画を立てる

❶ 外来看護師による初診時のチェック
- 初診患者については，HbA1cを検査した場合，外来看護師が必ず検査値をチェックし，栄養指導を他院で受けたことがあるかどうかを確認する。
- HbA1cが7.0％を超えていた場合には，電子カルテ上の付箋機能やメモ機能を利用して看護師がその数値を記載し，他科の医師でもわかるようにする。
- 数値を見た医師は糖尿病内科へのコンサルテーションを含め，方針を検討し，カルテに記載する。

❷ HbA1cのチェック機能の構築
- 医事課でHbA1cが7.0％を超えている患者を抽出し，毎月各診療科に配布する。

❸ 糖尿病看護認定看護師の活用
- 「B001 20 糖尿病合併症管理料」を算定している患者のうち，栄養指導が行われていない患者リストを糖尿病看護認定看護師が作成する。
- 患者に栄養指導を勧め，指導を希望する患者の栄養指導を医師に処方してもらう。

❹ かかりつけ医への協力の呼びかけ
- かかりつけ医で糖尿病のコントロールを行っている患者のうち，栄養指導を受けられていない患者について，自院の管理栄養士が栄養指導を担当することを説明する文書を作成し，紹介元のかかりつけ医に配布し，理解と協力を得る。
- かかりつけ医から自院へ栄養指導を依頼する際の流れやシステムについて，経営幹部や地域の医療機関とともに検討する。

❺ 患者教育
- 糖尿病患者に対し，糖尿病とその治療を理解するための簡単なパンフレットとポスターを作成する。
- その中で，栄養指導の必要性や予約から指導の流れ等を説明し，理解と協力を求める。

> **🏳 ここがポイント！**
>
> 　かかりつけ医で糖尿病の治療を受けていても，その施設で栄養指導を受けられているとは限りません。その医療機関に管理栄養士がいない場合があるからです。そのような患者に対する栄養指導を，自院でカバーする仕組みを構築することも活動の1つになり得ます。
> 　ただし，このような取り組みは，地域の医療機関の理解と協力なしには，実現できません。地域の医療機関とどのような連携体制を構築できるのか，検討してみるのも大切です。地域の医療の質という点で，重要なテーマといえます。

7 副次指標を作る

❶月別栄養指導実施件数

・自院で1カ月にどれくらい栄養指導が行われているのかを把握する。

【指標の例】

栄養指導件数＝
- 「B0019 特定疾患治療管理料　外来栄養食事指導料」または「B0011 特定疾患治療管理料　集団栄養食事指導料」を算定した患者数
- 「B001-3　1ハ　生活習慣病管理料　保険薬局において調剤を受けるために処方せんを交付する場合　糖尿病を主病とする場合」または「B001-3　2ハ　生活習慣病管理料　その他　糖尿病を主病とする場合」を算定した患者数（200床未満の病院および診療所が該当）

Column 3 ｜ 外来レセプトデータを用いた指標の注意点

　外来で行われる診療行為について評価するには，外来レセプトデータを用いた分析が必要です．外来レセプトデータにはいろいろな特徴があるため，その特徴をよく理解する必要があります．

　まず1つ目は，傷病名についてです．DPCデータの分析と違い，レセプトデータの分析では，レセプト病名をそのまま使用することになります．レセプト病名は，医師が転帰を"治癒""終了""死亡"としない限りレセプト上に残り続けることになります．とくに外来レセプトは，入院レセプトと違って病歴が長くなることから，過去に診断された病名がそのまま残っていることもあります．疑い病名についても同じです．したがって，傷病名のみで抽出条件を設定すると，余分な患者がたくさん抽出される可能性があります．とくに「糖尿病」「心不全」「高血圧」などの病名でこのような問題が起こりやすいです．傷病名だけでなく，その疾患に特有な診療行為や薬剤などと組み合わせた条件にするほうが，妥当な対象集団が抽出できます．

　2つ目は，薬剤情報についてです．前述のように，薬剤の情報は疾患名と組み合わせて用いると有用なことから非常に重要なのですが，外来レセプトの場合は問題があります．それは，院外処方の情報が，当該医療機関の外来レセプトに含まれないことです．院内処方であれば分析可能ですが，かなり特殊な症例，あるいは非常に限られた症例を分析することになってしまいます．

　3つ目は，診療日についてです．レセプトデータは，1カ月ごとにまとまったデータになるため，年月の情報までは含まれますが，日付情報は含まれません．したがって，同月中での診療行為の前後関係はわかりませんし，"診療行為Aから診療行為Bまでの日数"などという数値も求められません．

　4つ目は，診療科についてです．前述のとおりレセプトデータは，各月の診療行為が1枚のレセプトにまとまった形で存在しています．そのため，ある月に複数の診療科を外来受診した場合でも，レセプトに記載されるのは1つの診療科のみになります．例えば，糖尿病患者を抽出した場合でも，レセプトの診療科には眼科や循環器科などと記載されている場合が少なくないのです．

　以上のように，外来レセプトデータにはいくつかの特徴があり，分析する際には，抽出条件の設定を慎重に検討するとともに，結果を注意深く解釈することが重要です．

実践例 3　股関節大腿近位骨折手術施行患者における抗菌薬3日以内中止率

1　算出定義を確認する

→ 算出方法の詳細はp96参照

- **分子**　▶　分母のうち，手術当日を含めて3日目以内に抗菌薬の投与を中止した患者数
- **分母**　▶　股関節大腿近位骨折に対する手術（人工骨頭挿入術，人工関節置換術，人工関節再置換術）を施行し，手術日に抗菌薬を投与した患者数（緊急手術は除く）

2　目標値を設定する

昨年度実績　**41.7%**（20/48）　→　6ヵ月後　**80.0%**　→　1年後　**90.0%**

3　できていない原因を予測してみる

抗菌薬を中止できなかった理由には，どんなことが考えられるでしょうか？
1. 術前，または術後に手術部位感染（SSI）以外の感染症があったのでは？
2. 慣習的な術後抗菌薬使用により，長期化しているのでは？
3. クリニカルパス（以下，パス）がない（使用していない）のでは？

4　予測した原因を検証してみる

❶ 術前，または術後に手術部位感染（SSI）以外の感染症があったのでは？

⋯▶ 術後抗菌薬が4日目以降も投与されていた28症例について，入院時併存症や入院後発症疾患に感染症がなかったか，また術前の抗菌薬投与があったかを確認する。

入院時併存症	患者数	術前の抗菌薬投与があった患者数
MRSA	1	1
尿路感染	0	0
誤嚥性肺炎	0	0

入院後発症疾患	患者数	術前の抗菌薬投与があった患者数
MRSA	2	0
尿路感染	2	1
誤嚥性肺炎	1	1

> **ここがポイント！**
>
> 術後抗菌薬が4日目以降も投与されていた28症例中，6症例に感染症の病名が確認されました。そのうち3症例では，術前から抗菌薬の投与がありました。入院時に感染症を併発していた患者（感染症の持ち込み等），入院後に感染症を発症した患者，あるいは術前から抗菌薬の長期間投与があった患者については，術後の抗菌薬は予防的投与ではなく，治療目的の投与であった可能性が考えられます。
>
> 股関節大腿近位骨折は高齢者に多く発症するため，この例では，MRSA，尿路感染，誤嚥性肺炎などの感染症病名が多く見られましたが，心臓手術の場合には，心膜炎や心筋炎など心臓に特有の感染症病名が多く見られます。併発しやすい感染症は術式によって異なりますので，どのような感染症のリスクがあるのかを想定してから検証するとよいでしょう。

❷ 慣習的な術後抗菌薬使用により，長期化しているのでは？

…> 対象症例について抗菌薬処方に関する日計表を作成してみる。

❸ パスがない（使用していない）のでは？

…> 対象症例について抗菌薬処方に関する日計表を作成してみる。

症例	術日からの日数																					担当医
	1	2	3	4	5	6	7	8	9	10	11	12	13	14	15	16	17	18	19	20	21日以降	
1	手術●	●	●	●	●																34日目 退院	医師A
2	手術●	●	●	●	●								退院									
3	手術▲	▲	▲	▲	▲	▲	▲							退院								医師B
4	手術●	●	●	●	●	●	●	●	●										退院			
5	手術▲	▲	▲	▲	▲	▲	▲	▲												退院		
6	手術●	●	●	●	●	○	○	○	○	○	○	○	○	○							35日目 退院	
7	手術●	●	●	●	●														○	○	→31日目まで投与 31日目 退院	
8	手術●	●	●	●	●									退院								医師C
9	手術●	●	●	●	●	●	●	●	●	●	●	●	●	●	○	○	○	○		○	→67日目まで投与 125日目 退院	
10	手術●				●						退院											
11	手術●	●	●	●					退院													
12	手術●	●	●	●	●	●	●	●	●	●	●	●	●	●	●	退院●						
13	手術●	●	●					退院														

●…第1，第2世代セフェム系抗菌薬　▲…第3世代セフェム系抗菌薬　○…その他の抗菌薬

> **🚩 ここがポイント！**
>
> 　日計表を見てみると，症例6や症例9，症例12では，術日から10日以上連続的に抗菌薬が投与され，明らかに他の症例と処方パターンが異なります。こうした症例では，抗菌薬が予防投与ではなく，治療目的で投与されていたのかもしれません。
> 　また，表を全体的に見てみると，術後5日目までの投与が多いように見えます。さらに，医師別に見てみると，医師ごとに処方パターンが異なることがわかります。医師Aは5日目で統一されていますが，医師Bは他の医師に比べ，とくに長期間投与する傾向にあり，使用する抗菌薬も統一されていません。医師Cは3日目から5日目の間でばらついており統一されていません。
> 　パスの使用状況はどうか，パスの内容はどうか，感染兆候があった場合のルールや対応が決まっているのかなど，ヒアリングやカルテ情報で調べてみる必要があります。

>> ヒアリングからわかったこと … <u>1.2.3.4.5.をチェック！</u>

>> 検証結果に基づくヒアリングからわかったこと

1. パスでは，術後の予防的抗菌薬の投与期間が5日間になっていた。
2. パスを使っている医師とそうでない医師がいた。
3. 術後の長期投与例（症例6, 9, 12）は，予防的投与ではなく，感染に対する治療目的の投与だった。
4. 感染による抗菌薬の長期投与が必要な場合の判断やカルテへの記載ルールが決まっていなかった。
5. 術後感染が致命的になることがあり，術後の感染コントロールはとくに慎重になるため，どうしても抗菌薬投与が長期化する傾向があった。

5 検証結果から問題点を整理する

❶ パスの予防的抗菌薬の投与期間が5日間に設定されていた。
  ・手術部位感染（SSI）に対する懸念
❷ パスはあるが，運用ルールがない。
❸ 慣習的な抗菌薬投与による，投与期間の長期化とばらつき
❹ 感染症治療目的の長期間抗菌薬投与が混在していたため，結果が低く算出されていた。

6 計画を立てる **P** Plan

❶ パスの修正・変更（または作成）

・現在の投与期間は5日間に設定されているため，急に3日間に短縮することに対して，SSI発生リスクが上がらないか懸念する意見が多かったので，まずは4日間への短縮に変更し，安全性が確認できれば次の方策を検討する。
・安全性の確認は，遅くとも半年後に行い，明らかにSSI発生率が上昇する場合は無理な短縮を求めず，適宜方針を検討する。

❷ パスの運用ルールの策定

・基本的に全例にパスを適応する。
・術中の所見等からパスを継続使用できるかどうか検討し，パス逸脱症例に関しては担当医師がカルテに記載する。
・抗菌薬の長期投与が必要な症例は，その理由を必ずカルテに記載する。

❸ 抗菌薬投与に関する認識の統一

・医局で定期的に行っている勉強会などで，抗菌薬投与に関するエビデンスを確認し，認識の統一を図る。
・当指標の結果と日計表，感染症発症患者数，パス使用数を毎月ナースステーションに掲示する。

❹ 術後の予防的投与以外の治療目的の抗菌薬投与を除外して指標を算出

・副次指標❶で対応する。

> ✓ **要チェック**
>
> 　急に処方パターンを変えることは，手術内容によっては感染のリスクを伴う可能性もあり，抵抗を感じる医師もいます。このテーマについては，慎重に検討する必要があります。
> 　PDCAサイクルに基づく改善活動では，小さな成功の積み重ねが鍵となります。エビデンス重視の臨床現場を無視した強引な変更よりも，臨床現場が納得できる段階的な行動の変容を目指すことが，医療の質の改善においては重要です。

7 副次指標を作る

❶ 感染症の病名が付いていない患者における術後抗菌薬3日以内中止率

・できるだけ予防投与目的の抗菌薬使用患者に限定して評価するため，入院時併存症または入院後発症疾患に感染症の病名が付いている患者は除外して，術後3日以内抗菌薬中止率を算出する。

【指標の例】

分子 ▶ 分母のうち，手術当日を含めて3日目以内に抗菌薬の投与を中止した患者数

分母 ▶ 股関節大腿近位骨折に対する手術（人工骨頭挿入術，人工関節置換術，人工関節再置換術）を施行し，手術日に抗菌薬を投与した患者（緊急手術は除く）で，入院時併存症または入院後発症疾患に感染症病名を含まない患者数

補足 診療録（カルテ情報）やその他の情報を使って算出してみよう！

❷ パスの使用率

・パスの使用率を算出する。

【指標の例】

分子 ▶ 分母のうち，パスを使用した患者数

分母 ▶ 股関節大腿近位骨折に対する手術（人工骨頭挿入術，人工関節置換術，人工関節再置換術）を施行し，手術日に抗菌薬を投与した患者（緊急手術は除く）で，入院時併存症または入院後発症疾患に感染症病名を含まない患者数

Column 4 | 気づきを促す環境づくり

　慣習的な行動パターンを個人の努力で変えるのは，日々の多忙な業務のなかでは定着しないことが多いため，自然に行動が変わる，あるいは自然に間違い・失念を発見できるような環境をつくることが重要です。

　例えば，救急外来の現場では，短時間にさまざまな検査，処置，治療を行わなければならないため，必要な検査を1つひとつ考えながらオーダーしている時間はありません。そのような現場で，検査漏れを防ぐためには，必要と考えられる検査項目をセットにしたオーダー画面（用紙）を作成しておくという方法があります。医師はオーダー前に必ず内容を確認し，不要なものを削除する必要がありますが，こうしておくことで，検査項目の漏れを防ぎ，さらにオーダーに費やす時間短縮にもつながります。

　もっと単純な方法としては，注意喚起を促すために目に付きやすいところに，注意を呼びかけるポスターを作成して掲示する，作業手順を図示して掲示するなど，あるいは今日時点での実施率・達成率（数値）を掲示しておくだけでも意識づけをすることができます。

　「気をつけましょう」と口頭で呼びかけるだけではなく，もうひと工夫してみましょう。

実践例 4 安全管理が必要な医薬品に対する服薬指導実施率

1 算出定義を確認する

→ 算出方法の詳細はp108参照

- **分子** ▶ 分母のうち，入院期間中に「B0081 薬剤管理指導料　特に安全管理が必要な医薬品が投薬又は注射されている患者に対して行う場合」の算定があった患者数
- **分母** ▶ 入院期間中に安全管理が必要な医薬品※のいずれかが処方された患者数
  ※診療情報提供サービスの「特定薬剤管理指導加算等の算定対象となる薬剤一覧」を参照

2 目標値を設定する

昨年度実績	6ヵ月後	1年後
48.5% (2240/4618)	→ **55.0%**	→ **60.0%**

3 できていない原因を予測してみる

服薬指導できなかった理由には，どんなことが考えられるでしょうか？

❶ 薬剤師が対象薬剤を選別できていないのでは？　または見落としているのでは？
❷ 薬剤師の人員数による問題があるのでは？
❸ 診療領域の特性の問題（患者特性，在院日数，診療体制などの影響）があるのでは？

4 予測した原因を検証してみる

❶ 薬剤師が対象薬剤を選別できていないのでは？　または見落としているのでは？

…> 薬剤別に実施率を調べてみる。

薬剤名	分母	分子	実施率
精神神経用剤	378	62	16.4%
カリウム製剤（注射）	220	48	21.8%
ジギタリス製剤	11	3	27.3%
抗てんかん剤	121	34	28.1%
不整脈	253	78	30.8%
血液凝固阻止剤 シロスタゾール	31	14	45.2%
抗悪性腫瘍剤と免疫抑制剤	150	68	45.3%
糖尿病用剤	450	229	50.9%
血液凝固阻止剤 ワルファリンカリウム	108	55	50.9%
血液凝固阻止剤 アスピリン血液	385	231	60.0%
血液凝固阻止剤 プラビックス	324	202	62.3%

■ ここがポイント！

薬剤によって，実施率に差があることがわかります。このように薬剤別に見てみると，どういった患者集団に指導ができていないのか，詳しく見ることができます。
実施率の低い薬剤については，現場にヒアリングしてみる必要があります。

» ヒアリングからわかったこと … 1.2.3.をチェック！

❷ 薬剤師の人員数による問題があるのでは？

…▷ 月別の実施率を調べてみる。

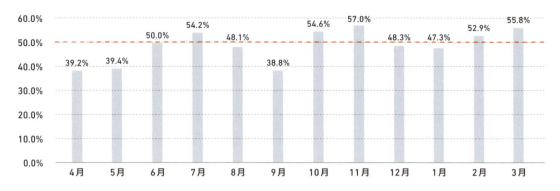

> 🚩 **ここがポイント！**　スタッフの入れ替わりが多い年度初めや，連休のある月で実施率が低くなっています。スタッフの休暇中や新人教育時の体制などについてヒアリングしてみる必要があります。

≫ ヒアリングからわかったこと … <u>3.4.5.をチェック!</u>

❸ 診療領域の特性の問題（患者特性，在院日数，診療体制などの影響）があるのでは？

…▷ 病棟別に実施率を調べてみる。

病棟	分母	分子	実施率
小児科病棟	383	46	12.0%
消化器内科病棟	875	164	18.7%
脳神経外科病棟	331	187	56.5%
神経内科病棟	462	263	56.9%
循環器内科病棟	886	361	40.7%
呼吸器内科病棟	574	295	51.4%
整形外科病棟	697	396	56.8%

> 🚩 **ここがポイント！**　病棟ごとに実施率に差があります。とくに小児科や消化器内科の病棟で実施率が低くなっています。疾患あるいは診療科の特性によるものかもしれません。
> ヒアリングで原因を確かめる必要があります。

≫ ヒアリングからわかったこと … <u>6.をチェック!</u>

≫ 検証結果に基づくヒアリングからわかったこと

1. 頓用で処方された眠剤や術前後で使用される精神神経用剤やカリウム製剤に対しては，服薬指導が行われていなかった。規則上「B0081 薬剤管理指導料」が算定できる薬剤ではあるが，服薬指導が必ず必要かどうかは，薬剤によって検討する必要があるのではないかという意見が聞かれた。
2. 悪性腫瘍に対する化学療法目的で入退院を繰り返す患者に対し，毎回の算定が行われていないケースが散見された。
3. 入職1〜2年目の薬剤師の担当患者での見落としが多かった。
4. 年度初めには，新人のオリエンテーションや教育のために，通常業務が圧迫されていた。
5. 休暇中のスタッフの業務の引継ぎに一定のルールがなく，引き継ぎがされていないケースもあった。
6. 小児科病棟では，十分に指導内容が理解できる患者が少なく，家族の来院時間とも合わないことが多いため，実施率が低くなっていた。消化器内科病棟では，患者によって入院期間が非常に短く，指導する時間の調整がうまくできていないケースがあった。

5 検証結果から問題点を整理する

❶ **対象薬剤の選別ができていない，見落としが多い。**
❷ **薬剤科の非効率的な業務**
　・年度始めの新人スタッフに対する教育
　・休暇に伴う引継ぎ
❸ **診療領域の特性による問題**（小児科，消化器内科）
　・小児科　→患者の理解度，家族との面会時間のずれ
　・消化器内科　→入院期間が短く介入する時間が取れない

6 計画を立てる [Plan]

❶ 対象患者の見落とし防止

・安全管理が必要な薬剤が処方された患者の電子カルテには，注意を促す表示が出るように設定し，薬剤師の見落としを防ぐ。
・薬剤科で服薬指導の対象となる患者リストを作成し，毎朝のカンファレンスで指導状況を確認する。
・抗悪性腫瘍剤については，別に服薬指導実施率を算出し（副次指標❶），薬剤科で毎月の推移をチェックする。

> ✓ **要チェック**
>
> 電子カルテ上の注意（アラート）表示等のシステム変更には，多額の費用がかかる場合もあるため，電子カルテのベンダー等に問い合わせたうえで検討する必要があります。また，電子カルテを導入していない施設では，病棟看護師，薬剤師，医事課などと協力して，処方薬剤を定期的にチェックするなどの方法があります。

❷ カルテ記載，スタッフ間申し送りの簡素化

・カルテ記載のフォーマットを統一し，業務手順をマニュアル化することで，業務の効率化を図る。
・スタッフ間の申し送りは，所定の様式を作成することで簡素化を図り，申し送りにかかる時間の削減を目指す。休暇を取る前には，必ず担当患者について，他のスタッフに申し送る。

> 🚩 **ここがポイント！**
>
> 他にも同じような問題が起こっている部門があれば，ここで作成したマニュアルや申し送り用の様式を活用できるかもしれません。うまくいった活動は院内で共有し，有効活用しましょう。

❸ 病棟看護師との連携

・小児科病棟での服薬指導など，患者本人への指導が難しい場合は，患者家族に対する指導を行う。
・担当薬剤師が患者本人への服薬指導が難しいと判断した場合は，「病棟看護師に報告　⇒　看護師が家族の来院予定日を薬剤科に連絡」というフローで進める。
・外泊予定がある患者の場合，外泊前には必ず服薬指導を実施することとし，外泊の予定を看護師から薬剤師へ連絡する。
・消化器内科病棟の短期入院患者に関しては，薬剤科のマンパワーを加味し，現時点ではとくに対策を講じない。

7 副次指標を作る

❶ 抗悪性腫瘍剤の服薬指導実施率

・とくに抗悪性腫瘍剤の投与患者に対する服薬指導を徹底するため，抗悪性腫瘍剤投与患者に絞った指標を作成し，計画の遂行状況を確認する。

【指標の例】

 ▶ 分母のうち，入院期間中に「B0081 薬剤管理指導料　特に安全管理が必要な医薬品が投薬又は注射されている患者に対して行う場合」の算定があった患者数

 ▶ 入院期間中に安全管理が必要な医薬品のうち，<u>抗悪性腫瘍剤が処方された</u>患者数

❷ 月別服薬指導実施件数

・自院で1カ月にどれくらい服薬指導が行われているのかを把握する。

【指標の例】

月別の「B0081 薬剤管理指導料　特に安全管理が必要な医薬品が投薬又は注射されている患者に対して行う場合」の算定件数

❸ 小児科における服薬指導実施率

・病棟別に実施率を算出し，計画の遂行状況を確認する。

【指標の例】

 ▶ 分母のうち，入院期間中に「B0081 薬剤管理指導料　特に安全管理が必要な医薬品が投薬又は注射されている患者に対して行う場合」の算定があった患者数

 ▶ 入院期間中に安全管理が必要な医薬品のいずれかが処方された患者で，<u>小児科病棟に入院した</u>患者数

✓ 要チェック

　本指標のように，多くの薬剤を対象としている場合や病棟・診療科をまたいで改善活動を行わなければならない場合，取り掛かりとして，ある薬剤やある病棟，診療科に焦点を絞るのが戦略の1つです。最初から多くの病棟や診療科を巻き込むのは難しい場合が多いので，計画を遂行しやすいところから始め，手法が確立してきたら徐々に範囲を広げていきましょう。そのほうがスムーズに活動を展開することができます。

　また，限りある人材，資源の中で計画を持続的に遂行するためには，一部のスタッフに過度に負荷がかかるような計画は好ましくありません。「必ず改善しなければならないこと」と「できれば改善したいこと」に分けて，優先順位の高い順に，実現可能な範囲内で計画を立てることも重要です。

実践例 5 急性脳梗塞患者に対する早期リハビリテーション（4日以内）実施率

1 算出定義を確認する

→ 算出方法の詳細はp116参照

- 分子 ▶ 分母のうち, 入院日から4日目以内に「H001$ 脳血管疾患等リハビリテーション料」が算定された患者数（入院日を1日目とする）
- 分母 ▶ 医療資源傷病名に「I63$ 脳梗塞」が記載され, かつ発症3日以内の退院患者数

2 目標値を設定する

昨年度実績 **62.7%** (89/142) → 6ヵ月後 **80.0%** → 1年後 **90.0%**

3 できていない原因を予測してみる

リハビリテーション（以下リハ）が早期に開始できなかった理由には, どんなことが考えられるでしょうか？

1. リハ提供体制によるものでは（土, 日, 祝日の影響）？
2. 入院後に死亡したため, 介入できなかったのでは？
3. クリニカルパス（以下パス）がない（使用されていない）のでは？
4. リハの処方が遅い？　あるいは処方からリハ開始までの期間が長いのでは？

4 予測した原因を検証してみる

❶ リハ提供体制によるものでは（土, 日, 祝日の影響）？

⋯> 入院した曜日ごとに実施率を調べてみる。

入院曜日	分母	分子	実施率	開始までの日数（中央値）
月	15	15	100.0%	2
火	21	18	85.7%	2
水	25	15	60.0%	2
木	22	8	36.4%	5
金	28	6	21.4%	4
土	21	17	81.0%	3
日	10	10	100.0%	2
合計	142	89	62.7%	3

🚩 **ここがポイント！**

木曜日と金曜日に入院した患者は4日目以内のリハ実施率が低く, リハ開始までの日数も他の曜日に比べると, 長くなっていることがわかります。

土曜日と日曜日のリハ提供体制を確認する必要がありそうです。

≫ ヒアリングからわかったこと … <u>1.をチェック!</u>

❷ 入院後に死亡したため，介入できなかったのでは？

⇢ 退院時転帰別に実施率を調べてみる。

退院時転帰	分母	分子	実施率
生存退院	131	87	66.4%
死亡退院	8	2	25.0%
24時間以内死亡	3	0	0.0%

> **■ ここがポイント！**
>
> 死亡退院した患者では，リハの早期実施率が低いことがわかります。
> 死亡症例は，全身状態が悪くリハの適応でなかった可能性を考慮すると，生存退院患者に焦点を当てて検証・計画立案を進めたほうがよい場合があります。ただし，重症例であっても，状態に合わせてできるだけ早期にリハを開始することが望ましいため，むやみに開始時期が遅れていないかを確認する必要があります。
> また，下のような日計表を作ると，介入時期のばらつきや，早い場合では入院2日目から介入できていることがわかります。

❸ パスがない（使用されていない）のでは？

⇢ リハ実施状況の日計表を作成してみる（入院日を1日目とする）。

ID	1	2	3	4	5	6	7	8	9	10	11	12	13	14	15	16	17	18	19	…	入院した曜日
1					土	日	●	●	●	●	●	土	日	●	●	●	●	土	…		火
2		●	●	土	日	●	●	●	●	●	土	日	●	●	●	●	土	日	…		水
3		●	●	●	土	日	●	●	●	●	●	土	日	●	●	●	●	●	…		月
4		●	●	●	土	日	●	●	●	●	土	日	●	●	●	退院					火
5			土	日	●	●	●	●	●	土	日	●	●	●	●	●	土	日	退院		木
6			土	日	●	●	●	●	●	土	日	●	●	退院							水
7		土	日	●	●	●	●	●	土	日	●	●	●	●	●	土	日	●	…		金
8	土	日	●	●	●	土	日	●	●	●	●	●	土	日	●	●	●	●	…		土
9		土	日	●	●	●	土	日	●	●	●	●	●	土	日	●	●	●	…		金
10		●	●	●	土	日	●	●	●	●	土	日	●	●	●	●	退院				火

● … リハ実施日

補足 診療録（カルテ情報）やその他の情報を使って算出してみよう！

❹ 処方が遅い？ あるいは処方からリハ開始までの期間が長いのでは？

⇢ 入院→主治医のリハ処方→リハ医の処方→療法士の介入のフローのなかで，どこで遅れが生じているのかを検証してみる。

	分母	分子	処方率・実施率
主治医の4日目以内リハ処方率	142	118	83.1%
リハ医の4日目以内リハ処方率	142	95	66.9%
4日目以内リハ実施率	142	89	62.7%

> **■ ここがポイント！**
>
> 主治医のリハ処方に着目すると，80％以上が4日目以内に処方されています。
> 処方が出た後，どこで遅れが生じているのか，ヒアリングしてみる必要があります。
>
> ≫ ヒアリングからわかったこと … 3.4.5.をチェック！

≫ 検証結果に基づくヒアリングからわかったこと

1. 木曜日に入院した患者は，とくに問題がなければ金曜日からリハを開始することができるが，慣習的に週明けから開始することになっていた。金曜日入院の患者の場合は，土曜日，日曜日のリハがないことから，やむを得ず週明けの開始となっていた。また，週明けにオーダーが集中することから，金曜日入院患者のリハ開始が火曜日まで先延ばしになる場合が散見された。
2. 重症例には，慣習的に状態が安定するまで介入しないことが多かった。
3. パスが未使用であったため，リハの開始時期は主治医の処方とリハ医の処方に依存していた。
4. 毎週開かれるリハカンファレンスでは，患者のリハ進捗状況をリハ科と病棟看護師で共有していたが，新規入院患者や治療方針等についての情報共有が不足してた。その結果，病棟看護師・療法士ともに処方遅れ，処方漏れに気づきにくい状況だった。
5. リハ医が1名であるため，すべてのリハ処方の処理が間に合わないことがある。

5 検証結果から問題点を整理する

❶ 木曜日,金曜日入院患者の早期リハ実施率が低い。
❷ パスはあるが,運用のルールがない。
❸ 病棟とリハ科の情報共有が不足している。
❹ リハ処方からリハ開始までの日数の長期化

6 計画を立てる [P Plan]

❶ 土曜日のリハを実施
・毎週土曜日に,理学療法士または作業療法士2名が出勤する体制をつくる。
・脳梗塞入院早期の患者や術後患者など,急性期リハが必要な患者のリストを毎週金曜日に作成して申し送る。

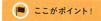

> 勤務体制の変更が必要な計画を立てる場合は,シフトの調整や休日の安全管理体制の整備,対象患者の要件の検討など,現状のマンパワーを踏まえたうえで慎重に検討する必要があります。これらの1つひとつの検討事項も計画に盛り込むことで,どこまで調整が終わっているのかを把握することができます。このような業務体制に関わる計画は,計画から実際に稼動するまで,相当な労力と時間を要することが見込まれるため,職員の同意を得ながら丁寧に進めることが重要です。

❷ パスの運用に関する見直し
・パスの遵守状況をモニタリングする。
・遵守状況を踏まえ,パスの内容をクリニカルパス委員会と協働で見直しを行う。
・パス使用症例は,看護師がカルテにその旨のメモを貼り,その他の職種にもわかるようにする。

> ここがポイント！　クオリティマネジメント委員会とクリニカルパス委員会を同時開催するなどの工夫をすることで,効率良く計画立案を進めることができます。

❸ 多職種カンファレンス
・医師,病棟看護師,理学療法士,作業療法士,薬剤師,栄養士など,関係職種によるカンファレンスを週1回行う。新規入院患者の状況や治療方針,リハ処方の状況,投薬内容,食事摂取状況等について情報共有を行う。
・パスの逸脱症例について確認する。

> ここがポイント！　すでに病棟で行われているカンファレンスがあれば,それに関連職種が加わるなど,既存のものを活用しましょう。不用意に会議を増やさないことも重要です。

❹ リハ処方からリハ開始までの日数の短縮
・リハ科内のフローを改善し,療法士の介入計画を立てやすくするため,主治医からのオーダーは15時までに出す。

7 副次指標を作る

❶ 木曜日・金曜日入院患者の早期リハ（4日以内）実施率
・活動の成果を評価するため，木曜日，金曜日の入院患者に対象を絞って指標を算出する．

【指標の例】

 分母のうち，入院日から4日以内に「H001$ 脳血管疾患等リハビリテーション料」が算定された患者数（入院日を1日目とする）

 入院が木曜日または金曜日で，医療資源傷病名に「I63$ 脳梗塞」が記載され，かつ発症時期が3日以内の退院患者数

❷ 在院日数
・リハ介入のアウトカム指標として，在院日数を評価する．

【指標の例】

$$平均在院日数 = \frac{対象患者の在院日数の合計（日）}{医療資源傷病名に「I63\$ 脳梗塞」が記載され，かつ発症時期が3日以内の退院患者数（人）}$$

補足　診療録（カルテ情報）やその他の情報を使って算出してみよう！

❸ 入院からリハ処方・介入までの日数（主治医・リハ医・療法士）
・入院からリハ介入までの各期間が短縮できたかを評価する指標を算出する．

【指標の例】

主治医：日数 ＝（主治医のリハ処方日）－（入院日）＋1

リハ医：日数 ＝（リハ医のリハ処方日）－（主治医のリハ処方日）＋1

療法士：日数 ＝（リハ開始日）－（リハ医のリハ処方日）＋1

実践例 6　75歳以上入院患者の退院時処方における向精神薬が3種類以上の処方率

1　算出定義を確認する

→ 算出方法の詳細はp124参照

- **分子** ▶ 分母のうち，当該向精神薬が3剤以上の患者数
- **分母** ▶ 75歳以上の退院患者数のうち退院時処方として向精神薬※が処方された患者数
  ※日本医師会ORCA管理機構「平成28年4月診療報酬改訂対応」2017年4月3日（五版）p139表「向精神薬の対象医薬品と種類」参照

2　目標値を設定する

昨年度実績　**11.7%**（31/264）　→　6ヵ月後　**8.0%**　→　1年後　**5.0%**

3　できていない原因を予測してみる

向精神薬が3種類以上処方されている理由には，どんなことが考えられるでしょうか？
1. 状態が安定せず，減薬できなかったのでは？
2. 減薬したが，3種類未満にはできなかったのでは？
3. 精神科以外の診療科の医師は，向精神薬の種類や適切な処方量がわからないのでは？
4. 患者・家族の拒否があったのでは？

4　予測した原因を検証してみる

❶ 状態が安定せず，減薬できなかったのでは？

⋯▶ 状態が安定していなかったかどうかは，DPC・レセプトデータでは評価できません。3種類以上処方されている患者について，カルテ記録や担当医に対するヒアリングなどから，その理由を調べてみる必要があります。

❷ 減薬したが，3種類未満にはできなかったのでは？

⋯▶ 入院時と退院時の処方薬剤数を調べてみる。

退院時3剤未満	233症例	入院時3剤以上の処方があった症例	12症例
		入院時からすでに3剤未満であった症例	211症例
		入院時処方がなかった症例	0症例

退院時3剤以上	31症例	入院時3剤以上の処方があった症例	20症例
		入院時3剤未満の処方であった症例	11症例
		入院時処方がなかった症例	0症例

> **ここがポイント！**　入院時3剤以上処方があって退院時3剤未満であった症例が12症例ある一方で，入院時3剤未満だったのに退院時3剤以上に増えていた症例が11症例，入院時退院時ともに3剤以上だった症例が20症例あることがわかります。とくに入院時3剤未満だったのに退院時3剤以上となった患者の処方について，調べてみる必要があります。

≫ ヒアリングからわかったこと … 1.2.をチェック！

⋯▷ 診療科別に調べてみる。

診療科	分母	分子	処方率
消化器内科	58	6	10.3%
整形外科	117	16	13.7%
循環器科	31	3	9.7%
精神科	20	2	10.0%
神経内科	38	4	10.5%

🚩 **ここがポイント！**

整形外科の患者で向精神薬の多剤処方率が高い傾向が見られます。
ここに焦点を当てて，さらに掘り下げて検証してみます。

⋯▷ 整形外科で3剤以上処方された患者16名について，処方された薬剤を調べてみる。

向精神薬	のべ患者数
睡眠薬	16
抗不安薬	14
抗うつ薬	16
抗精神薬	4

処方薬剤の組合せ	患者数
睡眠薬・抗うつ薬・抗不安薬	12
睡眠薬・抗うつ薬・抗精神薬	2
睡眠薬・抗不安薬・抗精神薬	0
抗うつ薬・抗不安薬・抗精神薬	0
睡眠薬・抗うつ薬・抗不安薬・抗精神薬	2

補足 診療録（カルテ情報）やその他の情報を使って検証してみよう！

❸ 精神科へのコンサルテーションの有無

⋯▷ カルテ情報から，整形外科で3種類以上処方された患者9例について，精神科へのコンサルテーションの有無を調べる。

精神科へのコンサルテーション	患者数
あり	2
なし	14

🚩 **ここがポイント！**

ほとんどの患者が精神科へのコンサルテーションがありませんでした。
精神科へのコンサルテーションがなかった症例については，何か特別な事情があったのかを主治医にヒアリングしてみる必要があります。

≫ ヒアリングからわかったこと … 3.をチェック！

❹ 「できていない原因を予測してみる」の❸❹については，現場へのヒアリングが必要です。

≫ ヒアリングからわかったこと … 1.4.をチェック！

≫ 検証結果に基づくヒアリングからわかったこと

1. 精神科以外の診療科の医師は，向精神薬の量・種類を自分の判断で減薬するのは難しいと感じている。
2. 持参薬に3剤以上の向精神薬があった場合は，そのまま同じ処方を継続する場合が多い。さらに，入院中に眠れないなどの状態があれば増やしてしまうことがある。
3. 向精神薬の多剤併用に関して，薬剤部との連携や精神科コンサルテーションに一定の基準や手順がなく，主治医の判断に任されているため，診療科によって対応に差がある。
4. 医師が減薬に積極的でも，患者や家族に拒否されて，減薬がうまく進まないことがある。

5 検証結果から問題点を整理する

❶ 向精神薬に対する知識と意識の不足
❷ 部門間の連携不足
　・担当医師, 病棟看護師, 薬剤師, 精神科医師の間で向精神薬の多剤併用に対する対応が決まっていない。
❸ 患者・家族の拒否

6 計画を立てる [P Plan]

❶ 診療科別の向精神薬の多剤処方率の報告
・診療科別の向精神薬の多剤処方率や向精神薬の種類などについて, 各診療科の医師にフィードバックすることで向精神薬の処方をむやみに増やさないように啓発する(医師, 看護師等を対象とした勉強会を開催)。
・精神科医のマンパワーを考慮し, まずは処方率が高かった整形外科に絞って取り組む。
・整形外科病棟において, 高齢患者に対する向精神薬の多剤処方率を月別に算出し, 目に付く場所に掲示することで, 減薬の注意喚起を行う。

❷ 向精神薬が処方されている高齢患者の同定
・高齢患者で向精神薬が3剤以上処方されている患者については, 電子カルテの画面上に減薬を検討するよう促すメッセージが出るように設定する。

❸ 精神科コンサルテーションの徹底
・整形外科では, 計画❷で設定したメッセージが出た場合, 3剤未満に減薬する目処が立っている場合を除いて, 担当医師は精神科へのコンサルテーションを速やかに行う。

❹ 医療安全委員会との連携による転倒・転落予防対策
・医療安全委員会は, 電子カルテ上で計画❷のメッセージが出ている患者のリストを作成し, その中から整形外科病棟に入院中の患者を特定する。
・病棟看護師と協働して該当患者のベット周辺を点検し, 手すりを設置するなどの転倒予防対策を行う。

❺ 患者に対する周知(ポスター掲示)
・患者が減薬に対して拒否することを減らすため, 減薬に向けた取り組みについてのポスターを作成し, 病棟の各所に掲示する。多剤併用によるリスクや減薬の意義をわかりやすく説明し, 理解を促す。

✓ 要チェック

　向精神薬の減薬は簡単ではありません。専門家と相談しながら慎重に進める必要があり, 入院中の短期間では減薬できない場合が多いと考えられます。
　しかし, 睡眠薬, 抗不安薬, 抗うつ薬は, とくに高齢者が服用した場合, 転倒や誤嚥のリスクが高くなることが報告されており[※], 医療安全の観点からもこれらの薬剤の処方には注意が必要といえます。少なくとも入院中に増薬しないように各診療科の医師に働きかけることや, 複数の向精神薬を服用している患者を診た場合には精神科にコンサルテーションを出すように促すことなどは比較的実現可能な取組みといえます。また, 患者の理解が得られるように働きかけることも, 取り組みを成功させるために大切です。

※高齢者の安全な薬物療法ガイドライン2015

7 副次指標を作る

❶ 診療科別の高齢患者に対する向精神薬多剤処方率
・高齢患者に対する向精神薬の多剤処方率を診療科別に算出する。

【指標の例】

分子 ▶ 分母のうち，当該向精神薬が3剤以上の患者数

分母 ▶ 75歳以上の退院患者数のうち退院時処方として向精神薬が処方された診療科別患者数

補足　診療録（カルテ情報）やその他の情報を使って算出してみよう！

❷ 精神科のコンサルテーションの件数
・精神科コンサルテーション件数を，月別，診療科別などで算出する。

❸ 向精神薬や多剤処方に関する勉強会の開催回数
・勉強会の開催回数，職種別参加人数などを算出する

Column 5 ｜ ポリファーマシーについて

　ポリファーマシーとは不適切に多薬剤を服用すること，あるいは，それによって有害事象が起こっている状態のことを指します。6種類以上を併用することで，転倒リスクや有害事象がとくに増加する※ことが明らかになっており，ポリファーマシーは世界中で問題視されています。とくに高齢患者でこのような問題が起こりやすく，適切な管理・適切な処方が必要です。

　日本においても，ポリファーマシーに対する対策が講じられています。平成28年度の診療報酬点数では「F100 処方料」は，「3種類以上の抗不安薬，3種類以上の睡眠薬，3種類以上の抗うつ薬又は3種類以上の抗精神病薬の投薬を行った場合」20点，「1以外の場合であって，7種類以上の内服薬の投薬を行った場合」29点，「1及び2以外の場合」42点と設定されており，多薬剤の処方を行った場合の診療報酬点数が低くなっています。「F400　処方せん料」についても，同様に多薬剤併用で点数が低くなるように設定されています。これらは，外来患者に対して算定できる診療報酬点数ですが，平成28年度からは入院患者に対して算定できる「A250 薬剤総合評価調整加算」が新設されました。これは，複数の薬剤が投与されている患者について，内服薬の有効性，安全性等を総合的に評価し，十分に考慮したうえで，退院時に処方される内服薬が入院時よりも減少した場合に算定できるものです。今後"適切な処方"がより重要視されていくのは間違いないといえます。

　臨床医に話を聞くと，かかりつけ医で処方されたものを勝手に変更するのは難しいという意見もあり，簡単には解決できない問題を含むのは事実ですが，そのような障壁を取り除いていく努力は必要です。多剤併用のまま退院し，自宅で転倒してしまったなどといったことは避けなければなりません。"地域全体の医療の質"という視点で，地域の病院と，これらの問題について話し合ってみるのも1つの方針といえます。

※高齢者の安全な薬物療法ガイドライン2015

実践例 7　誤嚥性肺炎患者に対する嚥下造影検査の実施率

1 算出定義を確認する

→ 算出方法の詳細はp132参照

 分子 ▶ 分母のうち，「E0037 造影剤注入手技　嚥下造影」を施行した患者数

 分母 ▶ 入院中の傷病名に「J690 固形物及び液状物による肺臓炎（疑い除く）」が記載された患者数

2 目標値を設定する

昨年度実績　　　　　　　　6ヵ月後　　　　　　　　1年後
13.6% (37/272)　　**15.0%**　　**20.0%**

3 できていない原因を予測してみる

嚥下造影検査（VF）が実施されなかった理由には，どんなことが考えられるでしょうか？
① 医師の処方がなかったのでは？
② 検査が必要な患者を同定できていないのでは？　見落とされているのでは？
③ 嚥下造影検査以外の検査やスクリーニングが優先されているのでは？
④ マンパワーが足りないのでは？

4 予測した原因を検証してみる

① 医師の処方がなかったのでは？

…> 自院で嚥下造影検査を実施しているおもな疾患別・診療科別の検査件数を調べてみる。

	主傷病名	患者数
1	脳卒中	52
2	肺の悪性腫瘍	46
3	胃の悪性腫瘍	29
4	誤嚥性肺炎	15
5	胸部食道癌	8

	診療科	患者数
1	神経内科	53
2	呼吸器内科	48
3	消化器内科	16
4	脳神経外科	12
5	耳鼻科	3

> **ここがポイント！**
> 指標の条件に限定せず，自院の嚥下造影検査の実施状況について調べてみるのも大切です。どのような疾患，あるいは，どの診療科の患者に実施されているかがわかります。例えば，特定の疾患，特定の診療科で検査件数が多かった場合，当該診療科に検査のオーダー方法や実施体制などについてヒアリングを行い，実施率の低い診療科にフィードバックすることで，院内共通の実施体制の構築を検討することができます。

>> ヒアリングからわかったこと … 1.2.をチェック！

❷ 検査が必要な患者を同定できていないのでは？　見落とされているのでは？

⋯> 傷病名の記載箇所別に実施率を調べてみる。

傷病名の記載箇所	分母	分子	実施率
誤嚥性肺炎が<u>医療資源傷病名</u>	35	5	14.2%
誤嚥性肺炎が<u>入院時併存症</u>	82	8	9.8%
誤嚥性肺炎が<u>入院後発症疾患</u>	28	6	21.4%

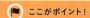 ここがポイント！

誤嚥性肺炎が傷病名に記載されている患者は多いため，検査が必要と思われる患者を絞り込み，検査の実施について検討する必要があります。例えば，入院後発症疾患に誤嚥性肺炎が記載されている患者は，当該入院中に誤嚥性肺炎を発症しており，退院後も誤嚥性肺炎を引き起こす可能性が考えられることから，少なくともこのような患者に対しては，検査を検討するなどの方針が考えられます。

⋯> 摂食機能療法は「内視鏡下嚥下機能検査又は嚥下造影によって他覚的に嚥下機能の低下が確認できるものであって，医学的に摂食機能療法の有効性が期待できるもの」に実施します。
そこで，摂食機能療法を実施した患者に対して，嚥下造影検査が実施されていたかを調べてみる。

	分母	分子	実施率
嚥下造影検査	25	5	20.0%

ここがポイント！

摂食機能療法が実施されているにも関わらず，嚥下造影検査が行われていなかった20名に対して，なぜ検査が実施されなかったのか，また，当該入院以前に実施した検査が見落とされてないかを調べてみる必要があります。

❸ 嚥下造影検査以外の検査やスクリーニングが優先されているのでは？

⋯> 嚥下造影検査の適応・不適応について，誰がいつどのように判断しているのかを確かめてみる必要があります。例えば，スクリーニングとして食事の場面で評価を行い，現状では，それ以上の詳細な検査は必要ないと判断されている可能性が考えられます。また，嚥下造影検査以外に，嚥下内視鏡検査が行われているかもしれません。

	患者数	割合
①嚥下造影検査あり	37	13.6%
②嚥下内視鏡検査あり	3	1.1%
①または②の検査なし	232	85.3%

❹ マンパワーが足りないのでは？

⋯> マンパワーの不足については，現場にヒアリングが必要です。言語聴覚士の人数や現在の検査可能件数を確認してみましょう。

≫ ヒアリングからわかったこと … <u>3.4.をチェック!</u>

≫ 検証結果に基づくヒアリングからわかったこと

1. 嚥下造影検査は脳梗塞後の患者が大半を占めている。誤嚥性肺炎患者に対する検査を実施するかどうかは，医師の判断に任せている。
2. 呼吸器内科では，少なくとも院内発症の患者に対しては検査を実施すべきではないかという意見があったが，検査のオーダー方法がわからないとの意見もあった。
3. 言語聴覚士が2名しかおらず，検査以外の業務も多いため，すべての患者には検査を実施できない。
4. 透視室が1つしかないため，嚥下造影検査が実施できるのは週に1日のみである。週に1回の検査機会では，退院日との兼ね合いで入院中に実施できない場合がある。
5. 呼吸器科の病棟とリハ科のカンファレンスに言語聴覚士が出席していないため，情報交換ができていない。

5 検証結果から問題点を整理する

❶ 誤嚥性肺炎患者に対する嚥下機能検査の要・不要に関するチェック機能がない
❷ 各診療科とリハ科・病棟看護師間における患者の嚥下機能に関する情報共有の不足
❸ 人員と設備による限界

6 計画を立てる

❶ 嚥下チェックシートの作成

・医師や看護師が簡便に嚥下機能をスクリーニング評価できるように，言語聴覚士が嚥下チェックシートを作成して病棟に配布する．
・定期的に言語聴覚士が医師や看護師に対してチェックシートの使用方法や評価のポイントなどの講習を行う．
・嚥下チェックシートを用いて，誤嚥性肺炎患者や嚥下機能障害が疑われる患者に対して，医師または看護師が嚥下機能のスクリーニング評価を行う．評価の結果，さらに詳細な検査が必要であれば，必ず担当医師に報告し，病棟看護師・リハ科で嚥下検査の実施を検討する．

❷ 誤嚥性肺炎患者の誤嚥リスクの情報共有

・言語聴覚士は，計画の嚥下チェックシートを病棟で適宜確認し，状況を把握する．
・医師からリハ処方がない症例でも，言語聴覚士が介入の必要があると判断した場合は，病棟看護師，あるいは医師に連絡し，方針を検討する．

❸ 嚥下内視鏡検査との併用

・言語聴覚士が2名しかおらず，透視室が1つしかないため，嚥下内視鏡検査を併用しマンパワー不足に対応する．
・本年度は新たに医師2名が嚥下内視鏡検査の研修を受ける予定（現在は医師1名で対応）．

Column 6 | 嚥下内視鏡検査による嚥下機能評価について

　嚥下機能の他覚的評価には，嚥下造影検査（VF）の他に嚥下内視鏡検査（VE）があります．VFと比較すると，被爆がなくベッドサイドでも実施可能であること，造影用の検査食ではなく実際の食事で評価できることなどの利点があります．一方で，検査実施には手技を十分にマスターした医師が必要であることや，準備期・口腔期の食塊形成の様子を評価できない，食道期を評価できないなど，VFより劣る点もあります．このような双方の特長を考慮して，どちらの検査が適しているのか，検討することも大切です．また，人員や資源が限られた中では，自院ではどちらの検査を主に実施すべきかを検討することも，効率的な診療体制の構築には重要といえます．

（参考）嚥下内視鏡検査の手順2012改訂（修正版）．日摂食嚥下リハ会誌．2013;17(1):87-99
（URL：http://www.jsdr.or.jp/wp-content/uploads/file/doc/endoscope-revision2012.pdf　2017年5月17日閲覧）

7 副次指標を作る

❶ 入院後に誤嚥性肺炎を発症した患者に対する嚥下造影検査実施率

【指標の例】

- 分子 ▶ 分母のうち,「E0037 造影剤注入手技　嚥下造影」を施行した患者数
- 分母 ▶ 入院後発症疾患に,「J690 固形物及び液状物による肺臓炎(疑い除く)」が記載された患者数

❷ 入院後に誤嚥性肺炎を発症した患者に対する嚥下内視鏡検査実施率

【指標の例】

- 分子 ▶ 分母のうち,「D298-2　内視鏡下嚥下機能検査」を施行した患者数
- 分母 ▶ 入院後発症疾患に,「J690 固形物及び液状物による肺臓炎(疑い除く)」が記載された患者数

> 補足　診療録(カルテ情報)やその他の情報を使って算出してみよう!

❸ 嚥下チェックシートの使用率

【指標の例】

- 分子 ▶ 分母のうち,嚥下チェックシートに沿って評価が行われた患者数
- 分母 ▶ 入院中の傷病名に「J690 固形物及び液状物による肺臓炎(疑い除く)」が記載された患者

Do（実行）& Check（評価）を やってみよう

1 Do（実行）

　立案した計画を確実にDo（実行）に結びつけるためには，臨床現場のスタッフに活動の意義や目的を理解してもらうことが重要です。活動の意義や目的を説明せずに活動計画だけを押し付けても，現場のスタッフは動いてはくれません。また，会議の参加者だけで情報を共有していると，臨床現場の人たちの協力が得られず，一部の職種やスタッフの負担感が増大していきます。

　クオリティマネジメント委員会は，臨床現場のヒアリングを定期的に行う必要があります。活動を継続させるためには，現場における活動の負担感や臨床現場の率直な意見等を収集，改善活動を院内に周知させることが重要です。

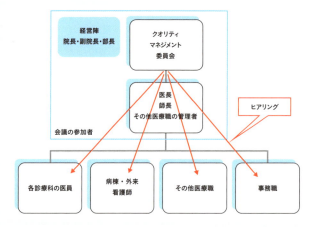

2 Check（評価）

　評価では，日々の活動成果をわかりやすく効率的にフィードバックすることが重要です。各指標の分母・分子・実施率だけでなく，副次指標として設定した項目や診療科別，術式別，薬剤別等の分析結果を表やグラフを活用して示すことで，活動の成果や問題点がより見えやすくなり，臨床現場のモチベーションの向上にもつながります。

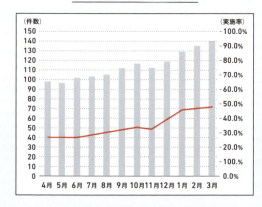

（例）薬剤別の実施率

薬剤名	分母	分子	実施率
精神神経用剤	378	62	16.4%
カリウム製剤（注射）	220	48	21.8%
ジギタリス製剤	11	3	27.3%
抗てんかん剤	121	34	28.1%
不整脈	253	78	30.8%
血液凝固阻止剤 シロスタゾール	31	14	45.2%
抗悪性腫瘍剤と免疫抑制剤	150	68	45.3%
糖尿病用剤	450	229	50.9%
血液凝固阻止剤 ワルファリンカリウム	108	55	50.9%
血液凝固阻止剤 アスピリン血液	385	231	60.0%
血液凝固阻止剤 プラビックス	324	202	62.3%

Act（改善）をやってみよう

　Act（改善）では，Plan（計画）のアセスメントを行います。毎月の活動成果をCheck（評価）し，計画がうまく進んでいるか，何か問題は起こっていないか，今後も立案した計画の継続は可能か，などについて検討します。その検討結果をもとに，より良いPlan（計画）を立て，次のサイクルに入っていきます。

　ここでは，「**実践例5：急性脳梗塞患者に対する早期リハビリテーション（4日以内）実施率**」を例に，Act（改善）の実践例を見てみましょう。

計画❶ 土曜日のリハを実施
　毎週土曜日に，理学療法士または作業療法士2名が出勤する体制をつくる。脳梗塞入院早期の患者や術後患者など，急性期リハが必要な患者のリストを毎週金曜日に作成して申し送る。

〈アセスメント〉
・毎週，おおよそ6名前後が対象患者となる。
・2名で対応し，ちょうど午前中で終わる程度の仕事量で推移している。
・作業フロー，安全面の管理等，問題なく遂行できている。
・病棟看護師からも，早期離床を図れるため助かるとの声が聞かれている。
・実施率は，順調に上昇している。（62.7%→81.3%）

　　➡ 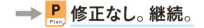 **修正なし。継続。**

計画❷ パスの運用に関する見直し
　パスの遵守状況をモニタリングする。遵守状況を踏まえ，パスの内容を適宜クリニカルパス委員会と協働で見直しを行う。

〈アセスメント〉
・パスのデザイン上，字が小さく，日付が見にくい。（看護部）
・他の部門の状況もわかるため，リハでの指導等もやりやすくなった。（リハ科）
・退院までの過程が標準化されたように思う。（リハ科）

　　➡ 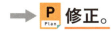 **修正。**
　　　　・パスのデザインを見直す。1カ月を目処に新バージョンに差し替える。

計画❸ 多職種カンファレンス

　医師，病棟看護師，理学療法士，作業療法士，薬剤師，栄養士など，関係職種によるカンファレンスを週1回行う。新規入院患者の状況や治療方針，リハ処方の状況，投薬内容，食事摂取状況等について情報共有を行う。パス逸脱例について確認する。

〈アセスメント〉
・毎週木曜日，13：00～14：00に開催している。
・栄養士は他のカンファレンスと重なるため，欠席となる場合が多い。
・医師が率先してリハ処方を出すようになったため，カンファレンスでオーダーを依頼することがほとんどなくなった。
・リハの進捗状況，退院予定，パスの使用状況などを確認するための有意義な時間になっている。
・薬剤師にとっては，薬剤指導の要・不要について確認する機会になっている。

➡ 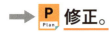 修正。

・栄養士，医師の参加は必須としない。

計画❹ リハ処方からリハ開始までの日数の短縮

　リハ科内のフローを改善し，療法士の介入計画を立てやすくするため，主治医からのオーダーは15時までに出す。

〈アセスメント〉
・オーダーの締切時間を設定したことにより，リハ介入までのフローがスムーズになった。
・木曜日・金曜日入院患者の介入までの日数が平均2～3日に短縮している。
・作業フロー上問題なし。

➡ 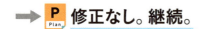 修正なし。継続。

Column 7 | ヒアリングって何をすればいいの？

　ひと口にヒアリングといっても，何をどのようにすればいいのか困ってしまう人が多いと思います。ヒアリング方法の一例を紹介します。

　まずは相手にヒアリングの目的を説明します。例えば，「高齢患者の向精神薬多剤併用について調査しており，多剤処方率を算出してみたが，結果の解釈も含めて現場の話を聞かせてほしい」というように簡単に内容を説明します。

　その後に本題に入りますが，他部門の人からいきなり「この実施率が悪い」と言われても，「現場も知らずに何を言っているのか」と気分を害してしまい，"やってる""やってない"の無意味な議論になってしまいます。ヒアリングをする場合には，必ず客観的資料を準備し，それに基づいた議論が大切です。この客観的資料の1つが，本書で繰り返し説明している臨床指標や仮説を検証したデータ分析の結果です。

　客観的資料に基づいて結果を説明します。例えば，「75歳以上の入院患者では，退院時に3種類以上の向精神薬が処方されているケースが○割あり，これは他の病院・当院の他の診療科と比較しても高い数値になっている。そのうち○割は入院時よりは減薬されていたが，残りの○割は薬剤の種類が不変，あるいは増加していた」などの客観的事実を伝えます。そのうえで「多剤併用に関する現場の状況について教えてほしい」と伝えることが望ましいです。

　ヒアリングの間は，「実施率が悪い」という表現は避けたほうがよいです。「できていない」ことを前提に話すと，せっかく日々頑張って診療にあたっているスタッフも良い気がしません。「頑張っていても難しい理由は何か」を"現場の人の力を借りて一緒に考える"姿勢で臨むことが，有意義な情報を引き出すコツです。

　また，議論では，現場感と臨床指標の数値が合わないという意見が出るかもしれません。そのときは，どのような患者を分母としていて，分子としているのかを説明して現場感とのズレを考えることも必要です。不適切な患者が分母に含まれているのであれば，臨床指標を見直す必要があるかもしれません。

活動の管理方法

1 総合的な活動管理（管理者用）

これまでに取り組んできた改善活動の内容と経緯を以下のような表にまとめて管理しておくことをお勧めします。自院の改善活動の歴史をひと目で確認・チェックでき，引継ぎにも便利です。

取り組み期	指標・課題	活動部門	目標	Plan
2015年〇月〇日〜 2016年〇月〇日	急性脳梗塞患者に対する早期リハ開始率	リハ科 脳神経内科 病棟看護師	90%	❶土曜日のリハを実施 ❷パスの運用に関する見直し ❸多職種カンファレンス

2 テーマごとの活動管理（クオリティマネジメント委員会用）

A3用紙1枚の中に，P，D，C，Aがすべて記載されていることが重要です。ひと通りの活動が終わると，すべての欄が埋まります。

この活動報告書を拡大コピー（A1サイズ程度）して院内に掲示したり，報告会などを開催することで，改善活動内容や方法，成果を共有することができます。また，院内周知にも役立ちます。

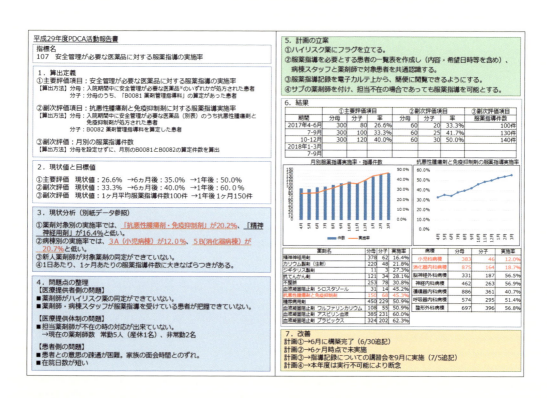

Do	Check	Act	アウトカム
❶土曜日出勤シフトの作成 ❷パスのバリアンス評価 ❸カンファレンス実施日の設定	〈月別のチェック項目〉 ❶早期リハ開始率 ❷クリニカルパスの使用率 ❸カンファレンスの実施率	○月○日会議→○月○日会議 計画❶修正　計画❶継続 計画❷修正　計画❷継続 計画❸継続　計画❸修正	○年○月○日　60.2%（開始時） →○年○月○日　80.5% →○年○月○日　95.2%目標達成 →○年○月○日　95%維持

3　テーマごとの活動管理（各部門用）

　2のシートとは別に，部門ごとに管理する簡易的なシートがあると便利です．検討を重ねるごとに行を増やして追記していくようにすると，活動の経過を簡単にまとめることができます．

計画	検討日	現状	継続・修正	修正点
①土曜日のリハ実施 ・PTまたはOT 2名が出勤 ・脳梗塞入院早期の患者や術後患者など，急性期リハが必要な患者を対象とする．	○月×日	・実施率：62.7%→81.3% ・毎週，およそ6名前後が対象患者となる． ・2名で対応し，ちょうど午前中で終わる程度の仕事量で推移している． ・作業フロー，安全面の管理等，問題なく遂行できている． ・病棟看護師からも，早期離床を図れるため助かるとの声が聞かれている．	継続	
②パスの運用に関する見直し ・パスの遵守状況をモニタリング	○月×日	・デザイン上，やや日付が見にくい．（看護部） ・他の部門の状況もわかるため，リハビリでの指導等もやりやすくなった．（リハビリテーション科） ・他院までの過程が標準化されたように思う．（リハビリテーション科）	修正	・デザインを見直す． ・1カ月を目処に新バージョンに差し替える．
③多職種カンファレンス ・Dr, Ns, PT, OT, 薬剤師，栄養士などが参加 ・週1回開催 ・新規入院患者の状況や治療方針，リハ処方の状況，投薬内容，食事摂取状況，パス使用状況等について情報共有	○月×日	・毎週木曜日, 13：00～14：00に開催 ・栄養士は他のカンファレンスと重なるため，欠席となる場合が多い． ・医師が率先してリハビリオーダーを出すようになったため，カンファレンスでオーダーを依頼することがほとんどなくなった． ・リハビリの進捗状況，退院予定，パスの使用状況などを確認するための有意義な時間になっている． ・薬剤師にとっては，薬剤指導の要・不要について確認する機会になっている．	修正	・栄養士，医師の参加は必須としない．
④リハ処方からリハ開始までの短縮 ・リハ処方が出てからの介入フローを簡素化	○月×日	・オーダーの締め切り時間を決めたことにより，リハ介入までのフローがスムーズになった． ・木曜日・金曜日入院患者の介入までの日数が平均値2～3日に短縮している． ・作業フロー上問題なし．	継続	

4章

ゼロからはじめるデータ分析（データ分析編）

4章を読み進めるにあたって

データ分析1 　バンコマイシン投与患者の血中濃度測定率
データ分析2 　外来糖尿病患者に対する管理栄養士による栄養指導の実施率
データ分析3 　股関節大腿近位骨折手術施行患者における抗菌薬3日以内中止率
データ分析4 　安全管理が必要な医薬品に対する服薬指導実施率
データ分析5 　急性脳梗塞患者に対する早期リハビリテーション（4日以内）実施率
データ分析6 　75歳以上入院患者の退院時処方における向精神薬が3種類以上の処方率
データ分析7 　誤嚥性肺炎患者に対する嚥下造影検査の実施率

4章で使うEXCEL操作
4章で使うEXCEL関数

4章を読み進めるにあたって

本章の構成や分析に必要な基礎知識を説明します。
とくにデータ分析1と2は下準備が必要なので，確認しておきましょう。

［1］本章の構成について

本章では，3章で取り扱った7つの実践例の臨床指標の算出手順について解説しています。

医療情報を使った分析方法 （EXCEL使用） … レセプトデータやカルテ情報などの医療情報を用いた算出方法を紹介します。	データ分析1 データ分析2	バンコマイシン投与患者の血中濃度測定率 外来糖尿病患者に対する管理栄養士による栄養指導の実施率
DPCデータによる分析 （MEDI-ARROWS, EXCEL使用） … DPCデータを用いた算出方法を紹介します。	データ分析3 データ分析4 データ分析5 データ分析6 データ分析7	股関節大腿近位部骨折手術施行患者における抗菌薬3日以内中止率 安全管理が必要な医薬品に対する服薬指導実施率 急性脳梗塞患者に対する早期リハビリテーション（4日以内）実施率 75歳以上入院患者の退院時処方における向精神薬3種類以上の処方率 誤嚥性肺炎患者に対する嚥下造影検査の実施率

　それぞれの臨床指標の算出手順はひと通りではありません。本章で紹介しているのは一例ですので，他の方法でも算出は可能です。また，本章で使用しているデータは，すべてダミーデータです。

［2］本章の見かた

本章は，指標ごとに「指標名称」→「算出定義」→「対象」→「算出手順」の順に解説しています。

算出定義	算出する臨床指標の分母と分子の定義を示しています。
対象	分母，分子それぞれについて，算出の対象を詳細に示しています。
算出手順	データの準備から分母，分子の算出手順を，順を追って解説しています。

［3］本章で使用するデータについて

本章では，以下のデータを使用します。

● DPCデータ

　DPC/PDPS（Diagnosis Procedure Combination／Per-Diem Payment System）の対象病院と準備病院，データ提出加算届出病院に提出が義務づけられている「DPC導入の影響評価に関する調査」に基づいて集計されるデータです。
　DPCデータは，様式1，様式3，様式4，Dファイル，EF統合ファイル（入院・外来），Hファイルで構成されています。このうち，おもにデータ分析に用いられるのが，様式1とEF統合ファイル（以下，EFファイル）です。

● 様式1

　性別や生年月日などの患者属性や，入退院年月日や入院の経路，退院時の転帰等の入退院情報，病名，手術情報等，さまざまな診療録情報が含まれています。

● EFファイル

　EFファイルは診療報酬の算定情報で，Eファイル（診療明細情報），Fファイル（行為明細情報）を統合したデータです。データ識別番号（患者IDに対応），手術，検査，処方等の実施年月日や行為回数，薬剤の使用量等の情報が含まれています。

● レセプトデータ

レセプトの種類は,医療機関から発行される医科入院レセプト,DPCレセプト,医科入院外レセプト,調剤薬局から発行される調剤レセプト,歯科から発行される歯科レセプトがあります。このうち,おもにデータ分析に用いられるのが,医科入院レセプト,DPCレセプト,医科入院外レセプトです。

● 医科入院レセプト・DPCレセプト

医科入院レセプトおよびDPCレセプトは,入院患者情報が含まれています。データには識別情報として,診療行為レコード(SIレコード),傷病名レコード(SYレコード),医薬品レコード(IYレコード)等が含まれていますが,分析するためには,加工が必要です。なお,DPC対象病院,準備病院,データ提出加算届出病院の入院患者情報をDPCレセプトとよびます。

● 医科入院外レセプト

医科入院外レセプトは,外来患者情報が含まれています。データには識別情報として,診療行為レコード(SIレコード),傷病名レコード(SYレコード),医薬品レコード(IYレコード)等が含まれていますが,分析するためには加工が必要です。

[4] 本章で使用する分析ソフトについて

本章では,EXCELのみ,あるいはEXCELとMEDI-ARROWS(以下,ARROWS)を使った算出方法を紹介しています。ARROWSを使用しない場合は,データ分析1と2を参考にしてください。また,データ分析3以降の算出方法も,ARROWSを使用しない方法に応用することが可能です。

[5] レセプトデータに含まれる情報について

データ分析2では,レセプトデータを用いた分析を行います。分析を始める前に,レセプトデータに含まれている項目と記録内容について確認しましょう(→ 表4-A-1)。

[表4-A-1] 傷病名情報(一部改変)[1]

	項目	記録内容
(1)	レコード識別番号	傷病名コードを表す識別情報「SY」を記録する。
(2)	傷病名コード	1 傷病名に対応する7桁の傷病名コードを記録する。 2 未コード化傷病名については「0000999」を記録する。
(3)	診療開始日	1 診療開始日を年号区分コード(別表4)+年月日6桁で記録する。 2 数字"GYYMMDD"の形式で記録する。
(4)	転帰区分	転帰区分コード(別表18)を記録する。
(5)	修飾語コード	1 病名コードで規定している傷病名に接頭語または接尾語を必要とする場合は,別に定める修飾語コードを順に記録する。ただし,最大20個までの記録とする。 2 その他の場合は,記録を省略する。
(6)	傷病名称	1 傷病名コードが「0000999」の場合は,当該傷病名を記録する。 2 その他の場合は,記録を省略する。
(7)	主傷病	1 主傷病の場合は,主傷病コード「01」(別表19)を記録する。 2 その他の場合は,記録を省略する。
(8)	補足コメント	1 傷病名に対する補足コメントが必要な場合に記録する。 2 その他の場合は,記録を省略する。
(9)		本章では設定しません。
(10)		本章では設定しません。
(11)		本章では設定しません。
(12)		本章では設定しません。
(13)		本章では設定しません。
(14)	カルテ番号等	1 カルテ番号または患者ID番号等を記録する。 2 その他の場合は,記録を省略する。

---

1 診療報酬情報提供サービス>レセ電システムに関する情報>1 光ディスク等又はオンラインによる請求の規格及び方式 を参照。(2017年7月13日アクセス)
http://www.iryohoken.go.jp/shinryohoshu/receMenu/doReceInfo

（別表4）

コード名	コード	内容
年号区分コード	1	明治
	2	大正
	3	昭和
	4	平成

（別表18）

コード名	コード	内容
転帰区分コード	1	治ゆ,死亡,中止以外
	2	治ゆ
	3	死亡
	4	中止（転医）

（別表19）

コード名	コード	内容
主傷病コード	01	（主）

［6］テキスト形式ファイルをEXCELファイルへ変換する方法

　データ分析1では，入院EFファイルをARROWSを使わずにEXCELファイルに変換し，分析に用いています。また，データ分析2では，レセプトデータと外来EFファイルをEXCELに変換して分析に用いています。このようにテキスト形式ファイルをEXCELファイルに変換する方法を具体的にご紹介します。なお，データ分析3から7についても，下記の方法を用いればARROWSを使うことなく分析が可能です。

STEP❶ テキスト形式ファイルを確認します。

…▷ テキスト形式ファイルには，CSV形式（カンマ区切り）（→ 図4-A-1）とTEXT形式（タブ区切り）（→ 図4-A-2）があります。

［図4-A-1］　CSV形式（カンマ区切り）　…レセプトデータの場合

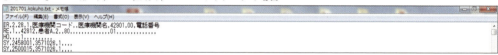

［図4-A-2］　TEXT形式（タブ区切り）　…DPC様式1の場合

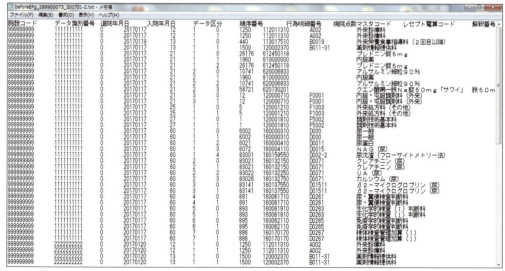

step❷ EXCELを起動させ,「テキスト形式ファイル」を読み込みます。

…>「ファイル」>「開く」>「コンピューター」>「参照」>目的のファイル名を選択>「開く」(→ 図4-A-3)

[図4-A-3]

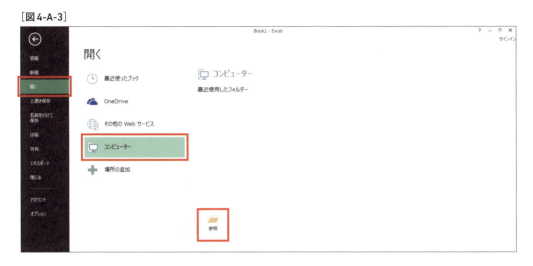

STEP❸ テキストファイルウィザード1/3のウィンドウで,ファイル形式を選択します。

(1) レセプトデータの場合

…>「カンマやタブなどの区切り文字によってフィールドごとに区切られたデータ(D)」を選択 >「先頭行をデータの見出しとして使用する(M)」をチェックしない >「次へ」(→ 図4-A-4)

[図4-A-4]

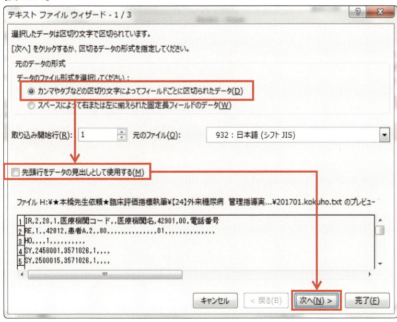

(2) DPC 様式 1 データの場合
…>「カンマやタブなどの区切り文字によってフィールドごとに区切られたデータ(D)」を選択 >「先頭行をデータの見出しとして使用する(M)」をチェックする >「次へ」(→ 図 4-A-5)

[図 4-A-5]

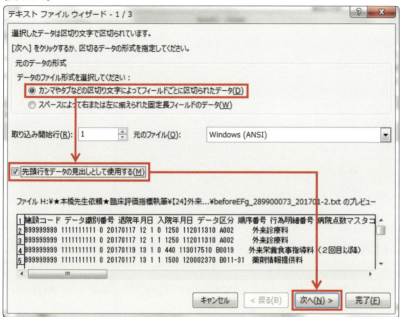

step ❹ テキストファイルウィザード 2/3 のウィンドウで、フィールドの区切り文字を選択します。

(1) レセプトデータ(CSV 形式(カンマ区切り))の場合
…>「カンマ(C)」を選択 > データのプレビューで区切り位置を確認 >「次へ」(→ 図 4-A-6)

[図 4-A-6]

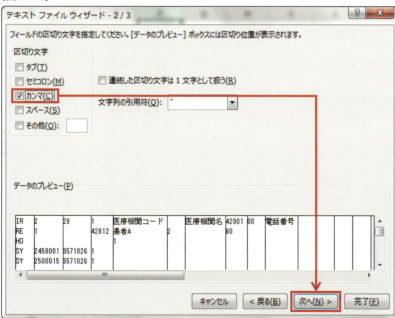

(2) DPC様式1データ（TEXT形式（タブ区切り））の場合
　…>「**タブ(T)**」を選択 > データのプレビューで区切り位置を確認 >「次へ」（→ 図4-A-7）

［図4-A-7］

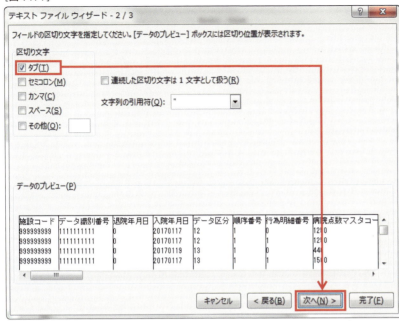

step❺ テキストファイルウィザード3/3のウィンドウで，列のデータ形式を選択します。

　…> 項目（列データ）ごとにデータ形式を選択することができます。例えば，入院年月日を使って在院日数を計算する場合は，あらかじめ入院年月日を日付形式にしておくと便利です。
　…> DPC様式1「データ識別番号」などの数値の先頭が0（ゼロ）となる項目は，文字列にしておく必要があります。
　…>「項目（列）」を選択 >「文字列」を選択 >「完了」（→ 図4-A-8, 9）

［図4-A-8］　レセプトデータの場合　　　　　　　［図4-A-9］　DPC様式1データの場合

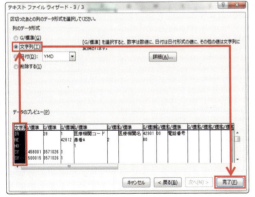 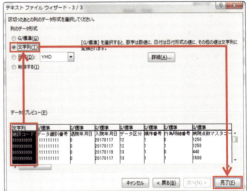

step❻ 変換されたデータを確認します（→ 図4-A-10, 11）。

［図4-A-10］　レセプトデータの場合

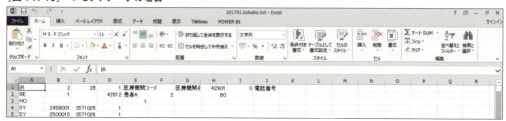

［図4-A-11］　DPC 様式1データの場合

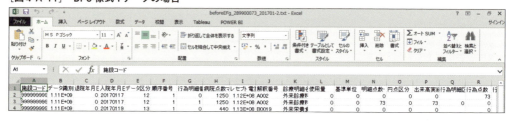

step❼ ファイルを保存します。

⋯>「ファイル」>「名前をつけて保存」を選択 >「コンピューター」（任意の保存場所を選択）>「ファイル名」を入力 >「ファイルの種類」は「EXCELブック」を選択 >「保存」（→ 図4-A-12）

［図4-A-12］

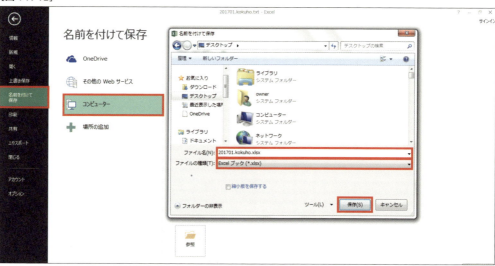

［7］データ分析3から7で使用するMEDI-ARROWSについて

　データ分析3から7では，MEDI-ARROWS（以下，ARROWS）とEXCELを使用した分析の具体的な操作手順を紹介します。ARROWSは，DPCデータを取り込み，「ARROWSデータベース」とよばれる分析データベースにデータを格納しています。

　ARROWSには，ユーザーに公開しているARROWSデータベースから，抽出する条件，抽出するデータ項目を任意に設定し，データを自由に抽出できる「自由分析」機能があり，これを利用するとさまざまな分析が可能です。

　なお，データ分析3から7の算出手順は，下の基本画面の「自由分析」から始まります（→ 図4-A-13）。

［図4-A-13］基本画面

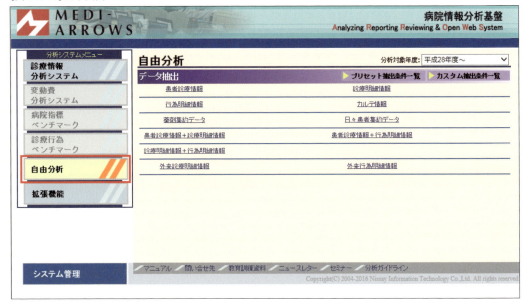

データ分析 **1**

バンコマイシン投与患者の血中濃度測定率

※ 3章の実践例1で用いる指標の算出方法

1 算出定義

分子 ▶ 分母のうち,「B0012　特定疾患治療管理料」の算定があった患者

分母 ▶ 塩酸バンコマイシン（注射薬）が,入院期間中に3日以上連続投与された退院患者

[参考にした算出定義]　●国立病院機構公表版108

2 対象

分母

以下の❶～❷の条件を満たす患者を分母とします。

❶ 塩酸バンコマイシン（注射薬）[薬価基準コード6113400$～6113699$に該当する薬剤][1] が処方された患者

❷ ❶の患者のうち,入院期間中に3日以上連続投与された患者で連続投与が1回の患者
  ⋯▶ DPCデータを使用する場合　➡　入院EFファイルを参照
  ⋯▶ レセプトデータを使用する場合[2]　➡　レセプト（入院）の医薬品レコード（IYレコード）

分子

分母のうち,「B0012　特定薬剤治療管理料（レセプト電算コード113000410）」の算定があった患者を分子とします。

---

1 診療報酬情報提供サービスホームページ「医薬品マスター」(2017年4月15日アクセス) ※随時更新
  http://www.iryohoken.go.jp/shinryohoshu/downloadMenu/
  ここで参考にした国立病院機構公表版108の定義では,対象条件が薬価基準コードとなっているので,DPCデータと紐付けするにはレセプト電算コードが必要です。そのため,診療報酬情報提供サービスのホームページから「医薬品マスター」をダウンロードします。ただし,「医薬品マスター」にはデータ項目名がないので,ファイルレイアウト（医薬品マスター）を参照します。
  http://www.iryohoken.go.jp/shinryohoshu/file/spec/data.pdf
2 レセプトデータを分析に活用するためには,SQL Server等での前処理が必要です。詳細な規格等は以下の2つのサイトを参照
  ① 社会保険診療報酬支払基金（以降　社保）
     社会保険診療報酬情報サービス　レセ電システムに関する情報（2017年3月30日アクセス）
     http://www.iryohoken.go.jp/shinryohoshu/receMenu/doReceInfo
  ② 国民健康保険団体連合会（以降　国保）
     国保連合会のホームページ　公益社団法人　国民健康保険中央会　レセプト電算処理システムや各都道府県　国民健康保険サイト（2017年3月30日アクセス）
     https://www.kokuho.or.jp/system/resept.html

3 算出手順

分母

step ❶ 入院 EF ファイルを EXCEL ファイルとして保存します（→ p72 参照）。

(1) 「データ」>「（外部データの取り込み）テキストファイル」をクリックして, テキストファイルのインポート画面から入院 EF ファイル（例：EFn_[施設コード][3]_201702.txt）をインポートします。
(2) テキストファイルウィザード 1/3 のウィンドウが開くので, ファイル形式を選択します。
  …> カンマやタブなどの区切り文字によってフィールドごとに区切られたデータ（D）を選択します。
(3) テキストファイルウィザード 2/3 のウィンドウが開くので, フィールドの「区切り文字」を指定します。
  …> タブ（T）を選択します。
(4) テキストファイルウィザード 3/3 のウィンドウが開くので, 区切ったあとの列のデータ形式を選択します。
  …> 列のデータ形式　文字列（T）を選択します。
(5) ファイルの名前（例：EFn_201702.xls）および　シートの名前（例：EFn_201702）を付けて保存します（→ 図 4-1-1）。
(6) 「特定疾患指導管理料」を算定した患者を特定するために, (5) で作成したシートをコピーして, シートの名前（例：特定疾患指導管理料_201702）を付けて保存します。
  …> このシートは分子の算出（p82）で使います。

［図 4-1-1］

	A	B	C	D	E	I	J	K	L	N	X	AF
1	施設コード	データ識別番号	退院年月日	入院年月日	レセプト電算コード	解釈番号	診療明細名称		使用量	明細点数	実施年月日	
2	999999999	1111111111	20170200	20170100	120001610	B0082	薬剤管理指導料2(1の患者以外の患者)		0	325	20170200	
3	999999999	1111111111	20170200	20170100	113000770	B0012	特定薬剤治療管理料(免疫抑制剤初回)		0	280	20170200	
4	999999999	1111111111	20170200	20170100	810000001		特定薬剤治療管理料(免疫抑制剤初回)		0	0	20170200	
5	999999999	1111111111	20170200	20170100	113000410	B0012	特定薬剤治療管理料(グリコペプチド系生物質初回)		0	0	20170200	
6	999999999	1111111111	20170200	20170100	621487501		バンコマイシン塩酸塩点滴静注用0.5g「MEEK」		1	971	20170200	
7	999999999	1111111111	20170200	20170100	621487501		バンコマイシン塩酸塩点滴静注用0.5g「MEEK」		1	971	20170200	

step ❷ 塩酸バンコマイシン（注射薬）のシートを作成します。

…> 診療報酬情報提供サービスのウェブサイト医薬品マスター[4] を用いて, 塩酸バンコマイシン（注射薬）[薬価基準コード 6113400$ ～ 6113699$ に該当する薬剤]のリストを作成し, シートに名前（例：バンコマイシン）を付けて保存します（→ 図 4-1-2）。

［図 4-1-2］

	レセプト電算コード	薬価基準コード	診療明細名称
1			
2	620002907	6113400A1081	塩酸バンコマイシン点滴静注用0.5g「TX」
3	620005694	6113400A1090	バンコマイシン塩酸塩点滴静注用0.5g「サワイ」
4	620005695	6113400A1103	バンコマイシン塩酸塩点滴静注用0.5g「ホスピーラ」
5	620006792	6113400A1120	塩酸バンコマイシン点滴静注用0.5g「シオノギ」
6	620009575	6113400A1138	バンコマイシン塩酸塩点滴静注用0.5g「サンド」
7	620009576	6113400A1146	バンコマイシン塩酸塩点滴静注用0.5g「タイヨー」
8	621487501	6113400A1189	バンコマイシン塩酸塩点滴静注用0.5g「MEEK」
9	621487601	6113400A1154	バンコマイシン点滴静注用0.5g「トーワ」
10	621487701	6113400A1162	バンコマイシン塩酸塩点滴静注用0.5g「日医工」
11	621942602	6113400A2045	バンコマイシン塩酸塩点滴静注用1g「ファイザー」
12	622107902	6113400A2053	バンコマイシン塩酸塩点滴静注用1.0g「MEEK」 1g

3　施設コードは, それぞれの医療機関について定められた9桁の番号です。左から2桁は都道府県コードとなっています。
4　前掲2を参照

step ❸ 塩酸バンコマイシン（注射薬）が投与された患者を抽出します。

⋯> シート：（EFn_201702）の最後の列に1列挿入して，【注射フラグ】と列の名称を付けます。
⋯> 以下の計算式を入力し，シート：（バンコマイシン）にある薬剤と同じ薬剤が含まれていれば「1」，そうでない場合は「0」を【注射フラグ】に出力します（→図4-1-3）。

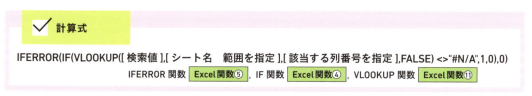

[図4-1-3]

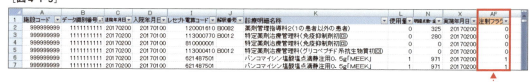

IFERROR(IF(VLOOKUP(I2,バンコマイシン!$A$1:$C$18,3,FALSE)<>"#N/A",1,0),0)
※上記の計算式をセルAF2に入力した後は，オートフィル機能で全行に計算式をコピーします。

⋯> フィルターをかけて，【注射フラグ】に「0」が入力されている行を削除します。
⋯> 【注射フラグ】のフィルターを「すべて選択」に戻し，「1」の行のみが残っていることを確認します。

step ❹ ❶から❸の工程でできた表をピボットテーブル Excel操作② で集計します。

⋯> 「挿入」＞「ピボットテーブル」を選択します。ピボットテーブルのフィールド設定は以下の通りです。
・行ラベル： ［データ識別番号］
・列ラベル： ［実施年月日］
・値： ［データ識別番号］（データの個数）
⋯> シートの名前（例：集計_201702）を付けて保存します（→図4-1-4）。

[図4-1-4]

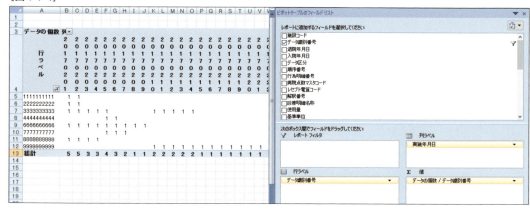

step ❺ 集計したピボットテーブルで「入院期間中に3日以上連続投与された患者で連続投与が1回の患者」を確認します。

…> ピボットテーブルの【総計】の列のいずれかのセルを右クリックして,「並び替え」＞「降順」を選択して,総計の大きい順に並び替えをします（→図4-1-5）。

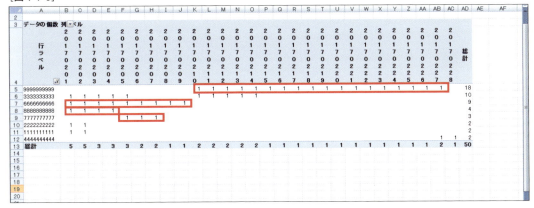

[図4-1-5]

5行目の症例はバンコマイシンを18日間連続投与,
7行目の症例は9日間連続投与,
8行目の症例は4日間連続投与,
9行目の症例は3日間連続投与していて,
かつ連続投与が1回なので,分母の対象となります。

10行目,11行目,12行目の症例は
バンコマイシンの連続投与が3日未満,
6行目の症例は連続投与が2回あるので,
分母の対象外となります。

step ❻ 分母の対象となる患者数を求めます。

…> ピボットテーブルの次の列に【分母対象フラグ】と列の名称を付けます。
…> ピボットテーブルの表題の列にフィルターをかけ,総計が3以上,かつ連続投与が1回の患者を確認します。そのうえで,【分母対象フラグ】の列に「1」を入力します（→図4-1-6）。

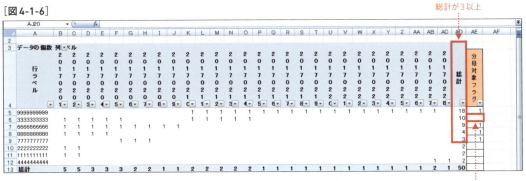

[図4-1-6]

総計が3以上

連続投与が2回以上なので分母の対象外

…> 【分母対象フラグ】にフィルターをかけ,「1」の行のみが表示された状態で,以下の計算式を入力し,【分母対象フラグ】に「1」が入力されている行をカウントします（→図4-1-7）。

✓ 計算式

SUM([開始行]:[終了行])

SUM 関数　Excel関数⑩

[図 4-1-7]

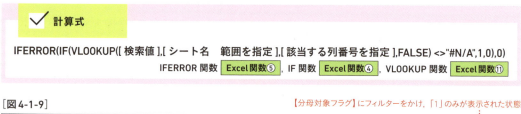

計算式の例　SUM(AE5：AE9)
※上記の計算式をセルAE14に入力します。

AE14 に分母の対象となる患者数が算出されました。

分子

step ❶「B0012　特定疾患治療管理料」が算定された患者を確認します。

→シート:(特定疾患治療管理料_201702)にフィルターをかけて、【解釈番号】が「B0012」以外を選択し、削除します。フィルターを「すべて選択」に戻し、「B0012」のみになっていることを確認します。

→【明細点数・金額】が「470」「740」「235」以外が入力されている行を選択し、削除します。フィルターを「すべて選択」に戻し、「470」「740」「235」のみになっていることを確認します（→図4-1-8）。

[図 4-1-8]

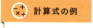

step ❷ 分母の対象患者に「B0012　特定疾患治療管理料」が算定されたかを確認します。

→シート:(集計_201702)の【分母対象フラグ】にフィルターをかけたままの状態で、最後の列に【算定フラグ】と列の名称を付けます。

→以下の計算式を入力し、算定されていれば「1」、そうでない場合は「0」を出力します（→図4-1-9）。

計算式

IFERROR(IF(VLOOKUP([検索値],[シート名　範囲を指定],[該当する列番号を指定],FALSE) <>"#N/A",1,0),0)
IFERROR 関数　Excel関数⑤　, IF 関数　Excel関数④　, VLOOKUP 関数　Excel関数⑪

[図 4-1-9]　【分母対象フラグ】にフィルターをかけ、「1」のみが表示された状態

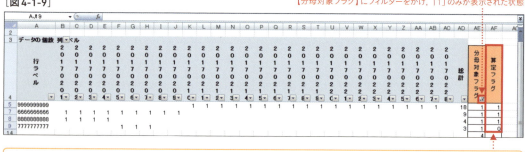

計算式の例　IFERROR(IF(VLOOKUP(A5,'特定疾患治療管理料_2017'!$B$1：$K$28,10,FALSE)<>"#N/A",1,0),0)
※上記の計算式をセルAF5に入力した後は、オートフィル機能で全行に計算式をコピーします。

step ❸ 分子の対象となる患者数を求めます。

…> 以下の計算式を入力し，【算定フラグ】に「1」が入力されている行をカウントします（→図4-1-10）。

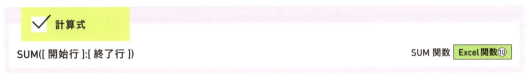

SUM([開始行]:[終了行])　　　　　　　　　　　　　　　　　　SUM 関数　Excel関数⑩

[図4-1-10]

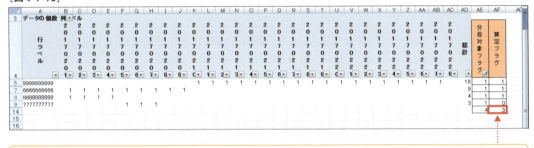

計算式の例　　SUM(AF5：AF9)
※上記の計算式をセル AF14 に入力します。

AF14 に分子の対象となる患者数が算出されました。

step ❹ 分母の対象患者数と分子の対象患者数から，バンコマイシン投与患者の血中濃度測定率を算出します。

…> 測定率＝（分子の対象患者数 / 分母の対象患者数）× 100

Memo　バンコマイシン対象薬剤について

　特定薬剤治療管理料の対象となる薬剤は，アミノ配糖体抗生物質，グリコペプチド系抗生物質（バンコマイシン，テイコプラニン）です。今回の薬剤のリストには，テイコプラニン（注射薬）薬価基準コード　6119401$が含まれていませんでしたが，薬剤リストに追加して，同様の方法で算出することができます。

Memo　EF ファイルを用いた分析の注意点

　ここでは，1カ月ごとに EF ファイルを抽出しているため，月をまたいで入院している患者の場合は，投薬の状況，算定の状況が正しく評価できない場合があります。この方法で，おおまかな傾向を掴むことはできますが，より正確に実施率を算出したい場合には，数カ月分の EF ファイルを追加結合するなどの方法で算出する必要があります。

データ分析 **2**

外来糖尿病患者に対する管理栄養士による栄養指導の実施率

※ 3章の実践例2で用いる指標の算出方法

1 算出定義

 分母のうち，管理栄養指導「B001 9　特定疾患治療管理料　外来栄養食事指導料」または「B001 11　特定疾患治療管理料　集団栄養食事指導料」が算定された患者数

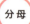 外来糖尿病患者のうち，ヘモグロビンA1c（HbA1c）が7.0％以上の患者数

[参考にした算出定義]　●国立病院機構公表版24　●QIP医療の質の指標

2 対象

分母

外来でHbA1cを測定し，値が7.0％以上だった2型糖尿病患者[1]を分母とする。

※ここではHbA1c7.0％以上としていますが，状況に応じて指導対象とする値の上限と下限を設定してください[2]。

分子

分母のうち，以下の算定があった患者を分子とする。

- B001 9　外来栄養食事指導料（初回）
- B001 9　外来栄養食事指導料（2回目以降）
- B001 9　外来栄養食事指導料
- B001 11　集団栄養食事指導料
- ⋯▶ DPCデータを使用する場合　➡　外来EFファイルを参照
- ⋯▶ レセプトデータを使用する場合[3]　➡　レセプト（入院外）の診療行為レコード（SIレコード）を参照

1　診療報酬情報提供サービス「傷病名マスタ」を参照のこと（2017年7月13日アクセス）
　http://www.iryohoken.go.jp/shinryohoshu/downloadMenu/
　p95に今回対象となる「2型糖尿病」傷病名コード，傷病名基本名称，ICD-10（2003年），ICD-10（2013年）を掲載しているので，参考にしてください。

2　平成29年度医療の質の評価・公表等推進事業　共通指標セット一覧　糖尿病薬物治療患者の血糖コントロールの場合，最終値はHbA1c8.0％未満と設定されています。
　http://www.mhlw.go.jp/file/06-Seisakujouhou-10800000-Iseikyoku/0000166398_1.pdf

3　オンライン又は光ディスク等による請求に係る記録条件仕様
　（医科用）ファイル名「RECEIPTC」拡張子はUKE，（DPC）ファイル名「RECEIPTD」拡張子はUKEとなっています。今回の分析は，医科用を使用します。ただしこのファイルには入院外（以下，外来）と入院（出来高）のデータが含まれています。分母の算出手順のstep❺で外来情報のみを抽出します。
　診療報酬情報提供サービス「レセ電システムに関する情報」を参照のこと（2017年7月13日アクセス）
　http://www.iryohoken.go.jp/shinryohoshu/receMenu/doReceInfo

3 算出手順

分母

step ❶ 国民健康保険団体連合会（以下，国保）レセプトをEXCELファイルとして保存します（→p72参照）。

(1)「データ」>「(外部データの取り込み) テキストファイル」をクリックし，テキストファイルのインポート画面から，国保レセプト医科用（例：RECEIPTC.UKE）をインポートします（→図4-2-1）。
(2) テキストファイルウィザード1/3のウィンドウが開くので，ファイル形式を選択します。
　⋯> カンマやタブなどの区切り文字によってフィールドごとに区切られたデータ(D)を選択します。「先頭行をデータの見出しとして使用する(M)」はチェックしません。
(3) テキストファイルウィザード2/3のウィンドウが開くので，フィールドの「区切り文字」を指定します。
　⋯> カンマ(C)を選択します。
(4) テキストファイルウィザード3/3のウィンドウが開くので，区切ったあとの列のデータ形式を選択します。
　⋯> 列のデータ形式　文字列(T)を選択します。
(5) ファイルの名前（例：分母_201701），シートの名前（例：kokuho_201701）を付けて保存します（→図4-2-2）。
　※ファイル名は分析対象年月で管理し，過去のファイルと区別できるようにしておくと便利です。

［図4-2-1］

```
IR,2,99,1,(医療機関コード),,(医療機関名),,0,(電話番号),,,,,,,,,,
RE,1,1112,42901,患者(1),,2,(生年月日),,,,,,999,1111111111,,,,,,,1,,,,,,,,
HO,(保険者番号),,,(被保険者証記号),,1,,,,,,,,,,,,,,
SY,2500015,9999999,1,,,,,,,,,,,,,
SY,2503005,9999999,1,,,,,,,,,,,,,
SI,,1,1130175I0,,,,1,,,,,,,,
RE,2,1112,42901,患者(2),,1,(生年月日),,,,,,,999,2222222222,,,,,,,1,,,,8,,,,
HO,(保険者番号),,1112,(被保険者証記号),,2,,,,,,,,,,,,,
SY,999,9999999,1,,高血圧,1,,,,,,,,,,
SY,2500015,9999999,1,,,1,,,,,,,,,,
```

step ❷ 医療機関情報を削除します。

⋯> 1行目には医療機関に関する情報（医療機関名，医療機関コード等）が入力されています。今回の分析では使用しないので，削除します（→図4-2-2）。

［図4-2-2］

step ❸ 分析に必要な行や列を挿入します[4]。

⋯> 先頭列に3列，先頭行に1行，それぞれ挿入し，1行目のA列から順番に【RECID】【レセプト種別1】【レセプト種別2】【1レコード識別番号】【2傷病名コード】【3診療開始日】【4転帰区分】【5修飾語コード】【6傷病名称】【7主傷病】【8補足コメント】【9】【10】【11】【12】【13】【14カルテ番号等】と列の名称を付けます（→図4-2-3）。

［図4-2-3］

---

[4] 詳細な名称，電子レセプトの仕様等は，診療報酬情報提供サービス>レセ電システムに関する情報>1　光ディスク等又はオンラインによる請求の規格及び方式　を参照。（2017年7月13日アクセス）
http://www.iryohoken.go.jp/shinryohoshu/receMenu/doReceInfo

step ❹ 患者番号を付与します。

…▶ レセプトでは，同一患者の診療行為等の情報が数行にわたって入力されていますが，各行に患者番号が入力されていないため，分析ができません。そこで，新しく挿入したA列に患者番号を付与します。

…▶ 以下の計算式を入力し，D列に「RE」があれば，Q列の情報（カルテ番号等）を出力，それ以外は，直上のセルの情報（例えば，セルA3であればセルA2の情報）を出力します（→図4-2-4）。

✓ 計算式

IF([倫理式]，[真の場合]，[偽の場合])　　　　　　　　　　　　　　　　IF 関数　Excel関数④

[図4-2-4]

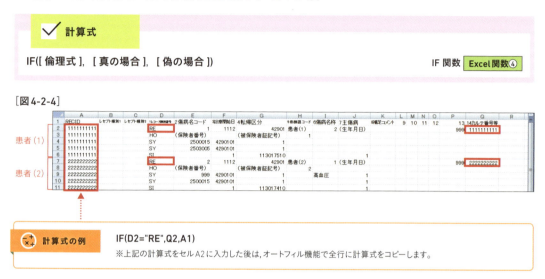

計算式の例

IF(D2="RE",Q2,A1)

※上記の計算式をセルA2に入力した後は，オートフィル機能で全行に計算式をコピーします。

step ❺ 外来患者を抽出します。

…▶ レセプト（医科）には，外来および入院（出来高）患者情報が含まれています。外来患者情報のみを抽出します。

(1) B列【レセプト種別1】に以下の計算式（レセプト種別の取得）[5]を入力し，D列に「RE」があれば，F列のレセプト種別を出力，それ以外は，直上のセルの情報（例えば，セルB3であればセルB2の情報）を出力します（→図4-2-5）。

✓ 計算式

IF([倫理式]，[真の場合]，[偽の場合])　　　　　　　　　　　　　　　　IF 関数　Excel関数④

(2) C列【レセプト種別2】に以下の計算式を入力し，B列【レセプト種別1】が偶数の場合は「TRUE」，奇数の場合は「FALSE」を出力します。「レセプト種別」が奇数の場合は入院（出来高）データ，偶数の場合は外来データです。今回の分析では外来データのみを使います（→図4-2-5）。

✓ 計算式

ISEVEN(数値)　　　　　　　　　　　　　　　　　　　　　　　　　　ISEVEN 関数　Excel関数⑥

---

[5] 前掲4の別添1-1　オンライン又は光ディスク等による請求に係る記録条件仕様（医科用）　別表5レセプト種別コード（医科）を参照。
http://www.iryohoken.go.jp/shinryohoshu/receMenu/doReceInfo（平成29年7月13日アクセス）
レセプト種別コードは国保，社保でそれぞれコード「1111」医科・国保単独本人入院，医科・医保単独本人入院，「1112」医科・国保単独本人入院外，医科・医保単独本人入院外…と決められています。

[図4-2-5]

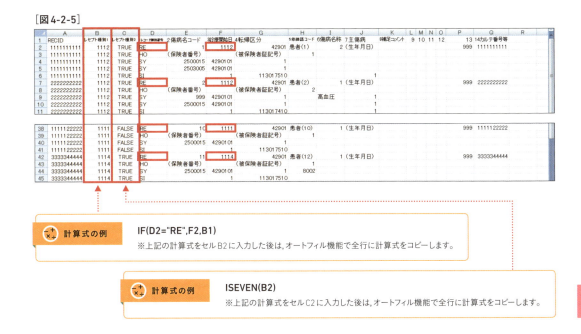

計算式の例　IF(D2="RE",F2,B1)
※上記の計算式をセルB2に入力した後は，オートフィル機能で全行に計算式をコピーします。

計算式の例　ISEVEN(B2)
※上記の計算式をセルC2に入力した後は，オートフィル機能で全行に計算式をコピーします。

(3) シートにフィルターをかけて，【レセプト種別2】「FALSE」（入院出来高データ）の行を選択し，削除します（→図4-2-6）。フィルターを「すべて選択」に戻し，「TRUE」（外来データ）の行のみが残っていることを確認します。

[図4-2-6]

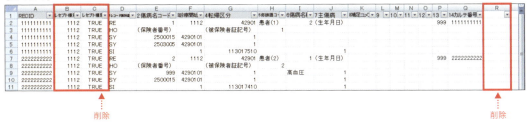

削除

(4) B列およびC列，R列以降は今後の工程に必要ないので，列情報をすべて削除しておきます（→図4-2-7）。

[図4-2-7]

削除　　　　　　　　　　　　　　　　　　　　　　　　　　　　　　　　　　削除

step ❻ 傷病名の列を確認します（→図4-2-8）。

⋯› B列に「SY」が入っている行には傷病名情報が入っています。図4-2-8の4行目では，左から順番にA列【RECID】，B列【1レコード識別番号】＝SY，C列【2傷病名コード】，D列【3診療開始日】，E列【4転帰区分】，F列【5修飾語コード】，G列【6傷病名称】，H列【7主傷病】，I列【8補足コメント】の順となっています。

⋯› 通常は，C列【2傷病名コード】が999以外の数値で，G列【6傷病名称】が空白となっています（A）。

⋯› ところが，9行目のようにC列【2傷病名コード】が999の場合は，【6傷病名称】に病名がテキストで入力されている場合もあります（B）[6]。

⋯› また，40行目のようにF列【5修飾語コード】が8002の場合は，「（病名）疑い」となります。C列【2傷病名コード】2500015は「2型糖尿病」なので，40行目は「2型糖尿病疑い」を表します（C）[7]。

---

[6] 「未コード化傷病名」と言います。数値化されていれば簡便にデータ分析できますが，テキスト入力された傷病名は分析がしづらいデメリットがあります。p89で抽出します。
[7] p95のMemo「傷病名マスタ（2型糖尿病）」の表を参照。

[図 4-2-8]

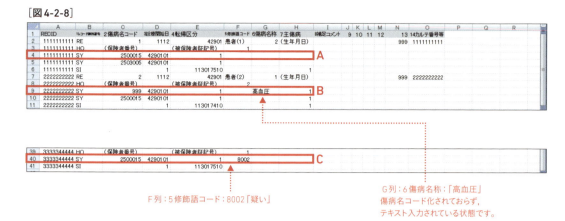

F列：5修飾語コード：8002「疑い」

G列：6傷病名称：「高血圧」
傷病名コード化されておらず、
テキスト入力されている状態です。

step ❼ 2型糖尿病の「傷病マスタ」を作成します。

→診療報酬情報提供サービスウェブサイト「傷病名マスタ」[8]を用いて2型糖尿病のリストを作成します。A列は【傷病名コード】、B列は【傷病名基本名称】と列の名称を付け、シートに名前（例：傷病マスタ）を付けて、ファイル：（分母_201701）に保存します。

→シートにフィルターをかけて、【傷病名基本名称】「2型糖尿病」以外の行を選択し、削除します。フィルターを「すべて選択」に戻し、「2型糖尿病」の行のみが残っていることを確認します（→ 図4-2-9）。 p95のMemo「傷病名マスタ（2型糖尿病）」を参照。

[図 4-2-9]

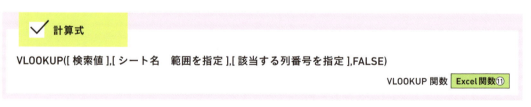

step ❽ 「2型糖尿病」患者を抽出します。

(1) シート：（kokuho_201701）の最後の列に【糖尿病フラグ】と列の名称を付けます。
(2) フィルターをかけ、【1レコード識別番号】「SY」となる行を選択します。
(3) 以下の計算式を入力して、シート：（傷病マスタ）にある傷病名コードと同じ傷病名コードがあった場合、【糖尿病フラグ】に「傷病名基本名称」を出力します（→ 図4-2-10）。

> ✓ **計算式**
>
> VLOOKUP([検索値],[シート名　範囲を指定],[該当する列番号を指定],FALSE)
>
> VLOOKUP 関数　**Excel関数⑪**

---

[8] 診療報酬情報提供サービス　「傷病名マスタ」を参照。（2017年7月13日アクセス）
http://www.iryohoken.go.jp/shinryohoshu/downloadMenu/
p95に今回対象となる「2型糖尿病」傷病名コード、傷病名基本名称等を掲載しているので、参考にしてください。

［図4-2-10］

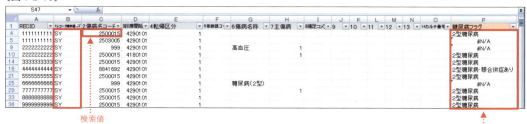

> **計算式の例**
> VLOOKUP(C4,傷病マスタ!$A$1:$B$64,2,FALSE)
> ※上記の計算式をセルP4に入力した後は、オートフィル機能で全行に計算式をコピーします。
> ※フィルターがかかっていますので、[検索値]の行に注意が必要です。今回の場合、[検索値]がC4になります。

（4）未コード化傷病名情報を抽出します。
　…▷【1レコード識別番号】「SY」かつ【6傷病名称】の列にフィルターをかけて「2型糖尿病」が入っている行を選択します。【糖尿病フラグ】の行には「#N/A」となっているので、入っている計算式を消去して「2型糖尿病」と入力します（→図4-2-11）。
　…▷フィルターを「すべて選択」に戻しておきます。

［図4-2-11］

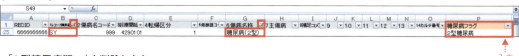

（5）「2型糖尿病疑い」を削除します。
　…▷フィルターをかけて、【1レコード識別番号】「SY」かつ【糖尿病フラグ】に「2型糖尿病」かつ【5修飾語コード】「8002」を選択し、削除します（→図4-2-12）。

［図4-2-12］

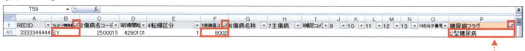

　…▷【5修飾語コード】の列のフィルターのみを「すべて選択」に戻します。

（6）【1レコード識別番号】「SY」かつ【糖尿病フラグ】に「2型糖尿病」が選択されている状態を確認し、A列の【RECID】をコピーします（→図4-2-13）。シート名（例：糖尿病患者リスト_201701）でファイル：（分母_201701）に保存します（→図4-2-14）。

［図4-2-13］

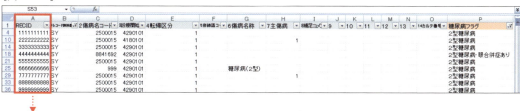

A列の【RECID】をコピーして、別シートに保存します。

step ❾ 社会保険診療報酬支払基金（以下、社保）レセプトの「2型糖尿病」患者を抽出します。

（1）社保も国保と同様の手順で、該当となる患者を抽出します。
　…▷社保レセプト医科用（例：RECEIPTC.UKE）[9]を開きます。
　…▷ファイルに名前（例：shaho_201701）、シート（例：shaho_201701）を付けて、上記❶〜❽の手順行い、保存します。さらに、シート：(shaho_201701)をコピーして、ファイル（分母_201701）に保存します。
　　※ただし、❼の工程で作成したシート：(傷病名マスタ)は再活用してください。
（2）社保で抽出された【RECID】をシート：（糖尿病患者リスト_201701）に追加します（→図4-2-14）。

---

[9] 国保および社保レセプト歯科用ファイルの名称は同じですので、間違えないようにしてください。

[図4-2-14]

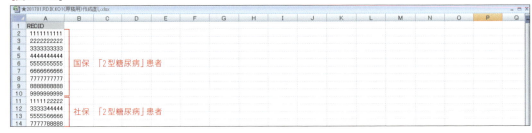

これで,対象となる国保,社保の「2型糖尿病」の外来患者が抽出されました。

step ⑩ 「ヘモグロビンA1c(HbA1c)の値が7.0%以上の患者を抽出します。

(1) 電子カルテ情報や検査結果データから,対象となる患者の患者ID,検査結果等を抽出します[10]。
  …> シート名に名前(例:検査_201701)を付けて,ファイル:(分母_201701)に保存します(→図4-2-15)。

[図4-2-15]

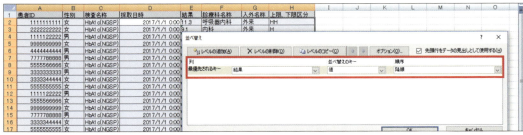

(2) データのヘモグロビンA1c(HbA1c)値を降順に並べ,データの「重複の削除」で1患者1行となるように加工しておきます。[11]
  …> 対象となるデータをすべて選択し,「ホーム」>「並び替えとフィルター」>「ユーザー設定の並べ替え」をクリックすると,並べ替え画面が開きます。そこで,以下の設定をして,最後に「OK」をクリックします(→図4-2-16)。
  ・最優先されるキー:【結果】
  ・並べ替えのキー:値
  ・順序:降順

[図4-2-16]

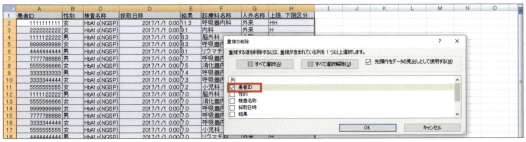

  …> 次に,「データ」>「重複の削除」をクリックし,重複の削除画面を開きます。列名リストの中の,【患者ID】以外,すべてのチェックを外し,「OK」をクリックします(→図4-2-17)。
  …> 各患者番号が1行ずつになっていることを確認します。

[図4-2-17]

---

[10] 示している表はあくまで一例ですので,各施設で抽出できるデータを活用してください。
[11] 期間中,複数回採血結果情報がある場合があるので,重複を削除しておきます。

(3) ヘモグロビンA1c（HbA1c）は7.0%未満の患者を削除します。

　…▶ ヘモグロビンA1c（HbA1c）の値が上から大きい順に並んでいることを確認した上で,7.0%未満の患者（行）を削除します。以下の様な表が作成されます（➡ 図4-2-18）。

［図4-2-18］

step ⓫ 「2型糖尿病」の病名があり,かつヘモグロビンA1c（HbA1c）値が7.0%以上の患者を確認します。

(1) ファイル（分母_201701）のシート：（糖尿病患者リスト_201701）とシート：（検査_201701）を使用します。
(2) シート：（糖尿病患者リスト_201701）の最後の列に1列挿入して,【検査結果】と列の名称を付けます。

　…▶ 以下の計算式を入力し,シート：（検査_201701）の検査値を,シート：（糖尿病患者リスト_201701）の【検査結果】に出力します（➡ 図4-2-19）。

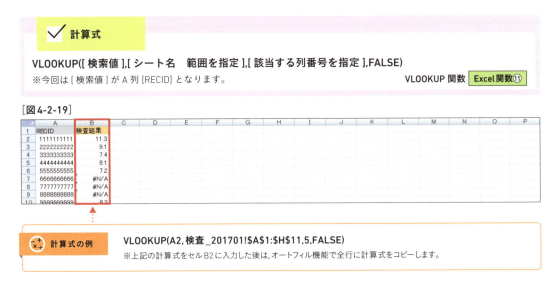

計算式

VLOOKUP([検索値],[シート名　範囲を指定],[該当する列番号を指定],FALSE)
※今回は [検索値] が A 列 [RECID] となります。　　　　　　　　　　　VLOOKUP 関数　Excel関数⑪

［図4-2-19］

計算式の例

VLOOKUP(A2,検査_201701!$A$1:$H$11,5,FALSE)
※上記の計算式をセルB2に入力した後は,オートフィル機能で全行に計算式をコピーします。

(3) 分母の対象外となる患者を削除します。

　…▶ ⓫の（2）の出力結果が「#N/A」となっている場合は,2型糖尿病の病名は付いているが,今回検査をしなかったもしくは検査結果が7.0%未満なので,分母の対象外となります。
　…▶【検査結果】の列にフィルターをかけて「#N/A」が入っている行を選択し,削除します（➡ 図4-2-20）。
　…▶ フィルターを「すべて選択」に戻し,数値の行のみが残っていることを確認します。

［図4-2-20］

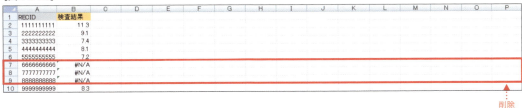

削除

step ⓬ 分母の対象となる患者数を求めます。

　…▶ シート：（糖尿病患者リスト_201701）の【RECID】の行数をカウントします。A列を選択すると下部の「コマンド」の部分にA列に含まれるデータの個数が表示されます。1行目の表題も数えているので,分母の対象となる患者数は表示から1を引いた数になります（➡ 図4-2-21）。

[図4-2-21]

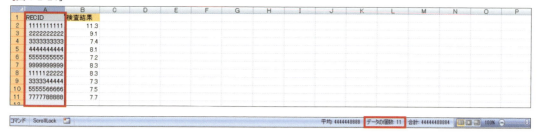

これで,分母の対象となる患者が抽出されました。

分子

レセプトデータの場合

step ❶ 栄養食事指導を行った患者のファイルを作成します。

(1) ファイル:(分母_201701)のシート:(kokuho_201701)とシート:(shaho_201701)を別ファイルにコピーし,ファイルに名前(例:分子_201701)を付けて保存します。

(2) 次に,ファイル:(分子_201701)のシート:(kokuho_201701)の最後の列に【栄養食事指導フラグ】と列の名称を付けます。

(3) フィルターをかけ,【1レコード識別番号】「SI」となる行を選択します(A)。さらに,E列のレセプト電算コード113017410,113017510,113001010,113003410[12]となる行を選択し(B),【栄養食事指導フラグ】の列に「1」を入力します(C)(→図4-2-22)。

[図4-2-22]

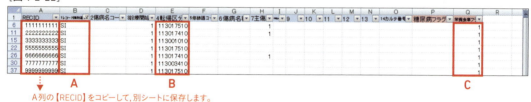

A列の【RECID】をコピーして,別シートに保存します。

(4) 図4-2-22のA列【RECID】を新しいシートにコピーします。シート名(例:栄養食事指導_201701)を付けて保存します(→図4-2-23)。

[図4-2-23]

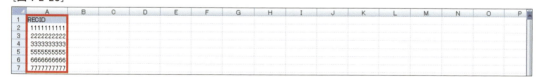

(5) ファイル:(分子_201701)のシート:(shaho_201701)を使って,上記の手順(2)〜(3)を行い,シート:(栄養食事指導_201701)に社保のA列【RECID】を追加します(→図4-2-24)。

[図4-2-24]

	A	B	C	D	E	F	G	H	I	J	K	L	M	N	O
1	RECID														
2	1111111111														
3	2222222222														
4	3333333333	国保 「栄養食事指導」患者													
5	5555555555														
6	6666666666														
7	7777777777														
8	9999999999														
9	1111122222	社保 「栄養食事指導」患者													
10	5555566666														

---

[12] 外来EFファイルには,解釈番号およびレセプト電算コードはありますが,レセプトデータにはレセプト電算コードのみ存在します。

step ❷ 分子の対象者を確認します。

⋯▷ ファイル:(分母_201701)のシート:(糖尿病患者リスト_201701)をファイル:(分子_201701)にコピーします。
⋯▷ ファイル:(分子_201701)にコピーしたシート:(糖尿病患者リスト_201701)の最後の行に1列挿入して,【分子対象フラグ】と列の名称を付けます。
⋯▷ 以下の計算式を入力して,シート:(栄養食事指導_201701)にある【RECID】と同じ【RECID】があった場合,【分子対象フラグ】に「1」を出力します(→図4-2-25)。

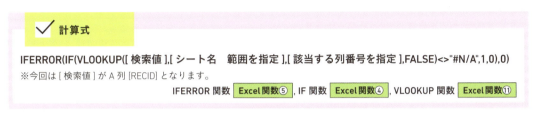

[図4-2-25]

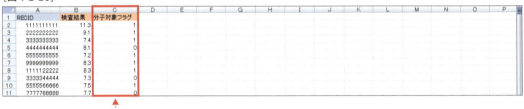

step ❸ 分子の対象となる患者数を求めます。

⋯▷ シート:(糖尿病患者リスト_201701)の【分子対象フラグ】に「1」が入力されている行数をカウントします。C列を選択すると下部の「コマンド」の部分にC列に含まれる合計が表示されます(→図4-2-26)。

[図4-2-26]

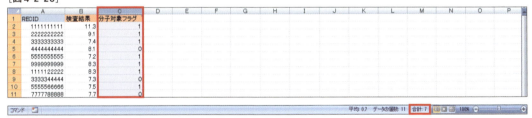

これで,分子の対象となる患者数が算出されました。

step ❹ 分母の対象患者数と分子の対象患者数から,外来糖尿病患者に対する管理栄養士による栄養指導の実施率を算出します。

⋯▷ 実施率=(分子の対象患者数/分母の対象患者数)×100

外来EFファイルの場合

step ❶ 外来EFファイルをEXCELファイルとして保存します(→p72参照)。

⋯▷ 匿名化前[13]の外来EFファイル(例:EFg_[施設コード][14]_201701.txt)を開きます。
⋯▷ ファイル名(例:EFg_201701)およびシート名(例:EFg_201701)をつけて保存します(→図4-2-27)。

---

13 DPC病院は,データ識別番号を匿名化して提出しています。自施設で分析する際には,匿名化前のデータを活用します。
14 施設コードは,それぞれの医療機関について定められた9桁の番号です。左から2桁は都道府県コードとなっています。

[図4-2-27]

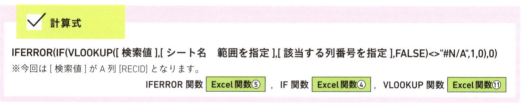

step ❷ 栄養指導を行った患者のファイルを作成します。

…▶ シート（EFg_201701）にフィルターをかけ，【レセプト電算コード】113017410，113017510，113001010，113003410[15]以外の行を選択し，削除します。

…▶ フィルターを「すべて選択」に戻し，【レセプト電算コード】113017410，113017510，113001010，113003410の行のみが残っていることを確認します（➡図4-2-28）。

[図4-2-28]

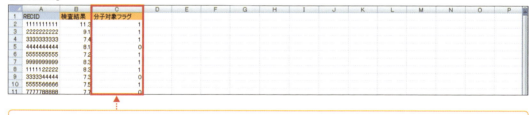

step ❸ 分子の対象者を確認します。

…▶ ファイル（分母_201701）のうち，シート：（糖尿病患者リスト_201701）を再利用します。

…▶ ファイル（EFg_201701）に，ファイル（分母_201701）のシート：（糖尿病患者リスト_201701）をコピーします。

…▶ ファイル（EFg_201701）のシート：（糖尿病患者リスト_201701）の最後の列に1列挿入して，【分子対象フラグ】と列の名称を付けます。

…▶ 以下の計算式を入力して，シート（EFg_201701）にある【データ識別番号】と同じ【RECID】があった場合，【分子対象フラグ】に「1」を出力します（➡図4-2-29）。

✓ 計算式

IFERROR(IF(VLOOKUP([検索値],[シート名　範囲を指定],[該当する列番号を指定],FALSE)<>"#N/A",1,0),0)

※今回は [検索値] がA列 [RECID] となります。

　　　　　IFERROR 関数　Excel関数⑤　，　IF 関数　Excel関数④　，　VLOOKUP 関数　Excel関数⑪

[図4-2-29]

計算式の例　IFERROR(IF(VLOOKUP(A2,EF_201701!$B$1:$K$8,10,FALSE)<>"#N/A",1,0),0)

※上記の計算式をセルC2に入力した後は，オートフィル機能で全行に計算式をコピーします。

step ❹ 分子の対象となる患者数を求めます。

…▶ シート（EFg_201701）の【分子対象フラグ】に「1」が入力されている行数をカウントします。C列を選択すると下部の「コマンド」の部分にC列に含まれる合計が表示されます（➡図4-2-30）。

[図4-2-30]

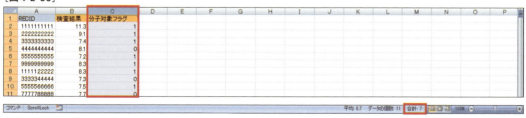

これで，分子の対象となる患者数が算出されました。

step ❺ 分母の対象患者数と分子の対象患者数から，外来糖尿病患者に対する管理栄養士による栄養指導の実施率を算出します。

⋯▷ 実施率＝（分子の対象患者数／分母の対象患者数）×100

Memo　傷病名マスタ（2型糖尿病）[16]

傷病名コード	傷病名基本名称	ICD-10-1	ICD-10-2	ICD-10-1(2013)	ICD-10-2(2013)
2500015	2型糖尿病	E11		E11	
8841695	2型糖尿病・関節合併症あり	E116		E116	
8841692	2型糖尿病・眼合併症あり	E113		E113	
8841690	2型糖尿病・ケトアシドーシス合併あり	E111		E111	
8841689	2型糖尿病・昏睡合併あり	E110		E110	
8841693	2型糖尿病・神経学的合併症あり	E114		E114	
8841691	2型糖尿病・腎合併症あり	E112		E112	
8841697	2型糖尿病・多発糖尿病性合併症あり	E117		E117	
8841696	2型糖尿病・糖尿病性合併症あり	E116		E116	
8841698	2型糖尿病・糖尿病性合併症なし	E119		E119	
8841694	2型糖尿病・末梢循環合併症あり	E115		E115	
8845072	2型糖尿病黄斑症	E113	H360	E113	H360
8830039	2型糖尿病性合併妊娠	O241		O241	
8845073	2型糖尿病性アシドーシス	E111		E111	
8845074	2型糖尿病性アセトン血症	E111	R798	E111	R798
8848108	2型糖尿病性胃腸症	E116	K938	E116	K938
8843106	2型糖尿病性壊疽	E115		E115	
8843990	2型糖尿病性黄斑浮腫	E113	H360	E113	H360
8845075	2型糖尿病性潰瘍	E115	L984	E115	L984
8845076	2型糖尿病性肝障害	E116	K778	E116	K778
8845077	2型糖尿病性関節症	E116	M142	E116	M142
8845078	2型糖尿病性眼筋麻痺	E113	H588	E113	H588
8845079	2型糖尿病性筋萎縮症	E114	G730	E114	G730
8845080	2型糖尿病性血管障害	E115	I792	E115	I792
8849058	2型糖尿病性ケトーシス	E111		E111	
8830040	2型糖尿病性ケトアシドーシス	E111		E111	
8845081	2型糖尿病性高コレステロール血症	E116	E780	E116	E780
8845082	2型糖尿病性虹彩炎	E113	H221	E113	H221
8845083	2型糖尿病性骨症	E116	M908	E116	M908
8830041	2型糖尿病性昏睡	E110		E110	
8845084	2型糖尿病性神経因性膀胱	E114	N312	E114	N312
8845085	2型糖尿病性神経痛	E114	G632	E114	G632
8845086	2型糖尿病性自律神経ニューロパチー	E114	G990	E114	G990
8845087	2型糖尿病性腎硬化症	E112	N083	E112	N083
8830042	2型糖尿病性腎症	E112	N083	E112	N083
8843991	2型糖尿病性腎症第1期	E112	N083	E112	N083
8843992	2型糖尿病性腎症第2期	E112	N083	E112	N083
8843993	2型糖尿病性腎症第3期	E112	N083	E112	N083
8843994	2型糖尿病性腎症第3期A	E112	N083	E112	N083
8843995	2型糖尿病性腎症第3期B	E112	N083	E112	N083
8843996	2型糖尿病性腎症第4期	E112	N083	E112	N083
8843997	2型糖尿病性腎症第5期	E112	N083	E112	N083
8845088	2型糖尿病性腎不全	E112	N188	E112	N083
8844628	2型糖尿病性水疱	E116	L14	E116	L14
8845089	2型糖尿病性精神障害	E116	F068	E116	F068
8845090	2型糖尿病性そう痒症	E116	L298	E116	L298
8845091	2型糖尿病性多発ニューロパチー	E114	G632	E114	G632
8845092	2型糖尿病性単ニューロパチー	E114	G590	E114	G590
8845093	2型糖尿病性中心性網膜症	E113	H360	E113	H360
8845094	2型糖尿病性低血糖性昏睡	E110		E110	
8845095	2型糖尿病性動脈硬化症	E115	I798	E115	I798
8845096	2型糖尿病性動脈閉塞症	E115	I798	E115	I798
8830043	2型糖尿病性ニューロパチー	E114	G590	E114	G590
8844347	2型糖尿病性白内障	E113	H280	E113	H280
8845097	2型糖尿病性皮膚障害	E116	L998	E116	L998
8844629	2型糖尿病性浮腫性硬化症	E116	L998	E116	L998
8845098	2型糖尿病性末梢血管症	E115	I792	E115	I792
8845099	2型糖尿病性末梢血管障害	E115	I792	E115	I792
8845100	2型糖尿病性末梢神経障害	E114	G632	E114	G632
8830044	2型糖尿病性ミオパチー	E114	G736	E114	G736
8830045	2型糖尿病性網膜症	E113	H360	E113	H360
8835244	若年2型糖尿病	E11		E11	
8844537	増殖性糖尿病性網膜症・2型糖尿病	E113	H360	E113	H360

15　外来EFファイルには，解釈番号およびレセプト電算コードがありますが，レセプトデータにはレセプト電算コードのみ存在します。

16　2018年4月からICD-10は2003年度版から2013年度版で提出することになっています。今回の分析に関しては，変更ありませんが，別疾患で応用する場合は注意が必要です。

データ分析 3 股関節大腿近位骨折手術施行患者における抗菌薬3日以内中止率

※3章の実践例3で用いる指標の算出方法

1 算出定義

分子 ▶ 分母のうち，手術当日を含めて3日目以内に抗菌薬の投与を中止した患者数

分母 ▶ 股関節大腿近位骨折に対する手術（人工骨頭挿入術，人工関節置換術，人工関節再置換術）を施行し，手術日に抗菌薬を投与した患者数（緊急手術は除く）

[参考にした算出定義][1] ● 国立病院機構公表版 16, 17 ● QIP 医療の質の指標

2 対象

分母

以下の❶～❹の条件を満たす患者を分母とします。

❶ 以下の表のとおり，様式1の該当する項目に以下のいずれかの傷病名が記載されている退院患者

主傷病名	入院契機傷病名	医療資源傷病名	医療資源2傷病名	入院時併存症	入院後発症
		●			
記載傷病名	M2435　関節の病的脱臼及び亜脱臼，他に分類されないもの骨盤部及び大腿 M2445　関節の反復性脱臼及び亜脱臼　骨盤部及び大腿 S7200　大腿骨頸部骨折　閉鎖性 S7220　転子下骨折　閉鎖性 S7230　大腿骨骨幹部骨折　閉鎖性 S7270　大腿骨の多発骨折 S7280　大腿骨のその他の部位の骨折　閉鎖性 S7290　大腿骨骨折，部位不明　閉鎖性 S730　股関節脱臼				

❷ ❶の患者のうち，様式1の手術情報に以下のいずれかの手術名がある患者

手術	K081$　人工骨頭挿入術 K082$　人工関節置換術 K082-3$　人工関節再置換術

---

1 国立病院機構定義を採用しているため，QIP医療の質の指標QI3040-3042と定義が異なる場合があります。

❸ ❷の患者のうち，EFファイルを参照し，手術前日に抗菌薬（以下の薬価基準コードに該当する薬剤）が投与されておらず，手術当日に抗菌薬が投与された患者[2,3]

（経口抗菌薬）	61xx001$ 〜 61xx399$ 624x001$ 〜 624x399$ 6290001$ 〜 6290399$

（注射抗菌薬）	61xx400$ 〜 61xx699$ 6213400$ 〜 6213699$ 6241400$ 〜 6241699$ 6249400$ 〜 6249699$ 6419400$ 〜 6419699$

❹ 以下のいずれかに該当する場合は除外します。
⋯▶ 1. 入院期間中に様式1の手術情報の手術日に異なる手術日が2日以上ある患者
⋯▶ 2. 様式1の「予定・救急医療入院」が「緊急入院」で入院翌日までに手術が施行された患者
⋯▶ 3. 様式1の手術情報の手術日と退院年月日から求めた術後の入院期間が3日以内の患者

分子

分母のうち，手術当日から数えて4日目に分母で定義された抗菌薬が投与されていない患者を分子とします。

3 算出手順

分母

step ❶ 基本画面の「自由分析」＞「カルテ情報」をクリックして，以下の画面を開きます（→図4-3-1）。

[図4-3-1]

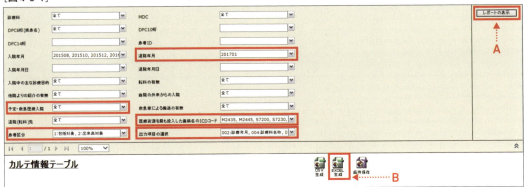

step ❷ 上の画面（赤枠部分）で，以下の項目の設定を行います。　※下線が引いてある項目は分母の出力に必須です。

退院年月　　　　　　：対象年月
予定・救急医療入院　：全て

2　MEDI-ARROWSでは，別表「抗菌薬」レセプト電算用コードや薬効分類からも抽出できます。
3　診療報酬情報提供サービス「医薬品マスター」で抗菌薬を確認することができます。（2017年3月5日アクセス）
　　http://www.iryohoken.go.jp/shinryohoshu/

患者区分　　　　　　　　　：1：包括対象，2：出来高対象
医療資源を最も投入した傷病名のICDコード：M2435，M2445，S7200，S7220，S7230，S7270，S7280，S7290，S730
出力項目の選択　　　　　　：002：診療年月，004：診療科名称，**006：患者ID**，007：性別，008：生年月日，**014：入院年月日**，**015：退院年月日**，**022：予定・救急医療入院**，049：医療資源を最も投入した傷病名，**050：医療資源を最も投入した傷病名のICD10コード**，063：入院時併存症名1，064：入院時併存症名1のICD10コード，070：入院時併存症名2，071：入院時併存症名2のICD10コード，077：入院時併存症名3，078：入院時併存症名3のICD10コード，084：入院時併存症名4，085：入院時併存症名4のICD10コード，091：入院後発症疾患名1，092：入院後発症疾患名1のICD10コード，098：入院後発症疾患名2，099：入院後発症疾患名2のICD10コード，105：入院後発症疾患名3，106：入院後発症疾患名3のICD10コード，112：入院後発症疾患名4，113：入院後発症疾患名4のICD10コード，123：手術名1，**125：手術1の点数表コード**，**128：手術1・手術日**，130：手術名2，**132：手術2の点数表コード**，**135：手術2・手術日**，137：手術名3，**139：手術3の点数表コード**，**142：手術3・手術日**，144：手術名4，**146：手術4の点数表コード**，**149：手術4・手術日**，151：手術名5，**153：手術5の点数表コード**，**156：手術5・手術日**，289：DPC6桁分類，290：DPC10桁分類，291：DPCコード，292：MDCコード，293：MDC分類コード，296：患者区分，**300：患者ID＋退院年月日**，301：件数

step ❸ EXCELシートを作成します。

…▶ ❷の項目の設定が終わったら，右上の「レポートの表示」（A）をクリックすると対象データが一部表示されます。次に，「EXCEL生成」（B）[4]をクリックし，出力したシートに名前（例：分母）を付けて保存します（→図4-3-2）。

step ❹ 文字型で入力されているものを日付型に変換します　Excel操作①　。

…▶ 生年月日，入院年月日，退院年月日，手術日1〜5を日付にそれぞれ変換します[5]。
…▶ 「データ」＞「区切り位置」＞「カンマやタブなどの区切り文字によってフィールドごとに区切られたデータ」＞「タブ」＞「日付」＞「完了」（→図4-3-3）。

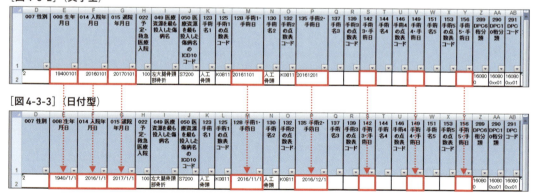

［図4-3-2］（文字型）

［図4-3-3］（日付型）

step ❺ 手術情報を確認します。

…▶ フィルターをかけて，【125：手術1の点数表コード】【132：手術2の点数表コード】【139：手術3の点数表コード】【146：手術4の点数表コード】【153：手術5の点数表コード】の列のいずれにも「K081$」「K082$」「K082-3$」が含まれていない行を削除します（→図4-3-4）。

4　ARROWSでは，EXCEL生成とCSV生成を選ぶことができます。ただし，出力行が数万行に渡る場合は，CSV生成のみとなります。今回はEXCEL生成で説明しています。
5　今回の分析では生年月日は使いませんが，入院時年齢などを算出する場合に日付型にしておくと便利です。また，使用するデータのいずれにも手術日が入っていない（空白）の場合は，その列の変換を省略してもかまいません。

[図 4-3-4]

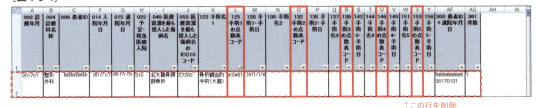

↑この行を削除

…▶次に，フィルターを「すべて選択」に戻し，【125：手術1の点数表コード】【132：手術2の点数表コード】【139：手術3の点数表コード】【146：手術4の点数表コード】【153：手術5の点数表コード】の列のいずれかに「K081$」「K082$」「K082-3$」が含まれていることを確認します。

step ❻ 除外 1. の「異なる手術日が2日以上ある患者」について確認します。

…▶最後の列に1列挿入して，【除外（手術2回以上）】と列の名称を付けます。
…▶以下の計算式を入力し，手術日1～5の最大値が手術日1～5の最小値より大きい場合には「×」を，そうでない場合は「○」を出力します（→ 図4-3-5）。

 計算式

IF（MAX（[手術日1],[手術日2],[手術日3],[手術日4],[手術日5]）<>MIN（[手術日1],[手術日2],[手術日3],[手術日4],[手術日5]），" × "," ○ "）

IF 関数 Excel関数④ ，MAX 関数 Excel関数⑧ ，MIN 関数 Excel関数⑨

[図 4-3-5]

計算式の例　IF（MAX（M2,P2,S2,V2,Y2）<>MIN（M2,P2,S2,V2,Y2），" × "," ○ "）
※上記の計算式をセルAH2に入力した後は，オートフィル機能で全行に計算式をコピーします。

…▶次に，フィルターをかけて，【除外（手術2回以上）】の列に「×」が出力されている行を削除します。フィルターを「すべて選択」に戻し，「×」の行がすべて削除されていることを確認します（→ 図4-3-6）。

[図 4-3-6]

↑この行を削除

step ❼ 除外2.の「緊急入院で入院翌日までに手術が施行された患者」について確認します。

⇒最後の列にさらに1列挿入して,【除外(入院翌日手術及び緊急)】と列の名称を付けます。
⇒以下の計算式を入力し,入院日から手術日1～5の最小値までの日数を算出します(→図4-3-7)。

✓ 計算式

(MIN([手術日1],[手術日2],[手術日3],[手術日4],[手術日5]))-[入院年月日]

MIN関数　Excel関数⑨

[図4-3-7]

計算式の例

MIN(M2,P2,S2,V2,Y2)-F2
※上記の計算式をセルAI2に入力した後は,オートフィル機能で全行に計算式をコピーします。

⇒次に,フィルターをかけて,【除外(入院翌日手術及び緊急)】の列が「1以下」かつ【022:予定・救急医療入院】の列に「200,301～310」が入力されている行を削除します[6](→図4-3-8)。フィルターを「すべて選択」に戻し,【除外(入院翌日手術及び緊急)】の列が「1以下」かつ【022:予定・救急医療入院】が「200,301～310」の行がすべて削除されていることを確認します。

[図4-3-8]

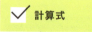

↑この行を削除

step ❽ 除外3.の「手術後の入院期間が3日以内の患者」について確認します。

⇒最後の列に1列挿入して,【除外(術後入院日数)】と列の名称を付けます。
⇒以下の計算式を入力し,手術1～5の最大値と退院日までの術後入院日数を算出します(→図4-3-9)。

✓ 計算式

[退院年月日]-(MAX([手術日1],[手術日2],[手術日3],[手術日4],[手術日5]))

MAX関数　Excel関数⑧

---

[6] 2016年4月診療報酬改定では,"100""101"が「予定入院」,"200""3**"が「緊急入院」と対応しています。
参考資料:「平成28年度DPC導入の影響評価に係る調査」実施説明資料(平成28年6月30日)(2017年3月6日アクセス)
http://www.prrism.com/dpc/16dpc.html

［図 4-3-9］

A	B	C	F	G	H	I	J	K	L	M	N	O	P	Q	R	S	T	U	V	W	X	Y	AF	AG	AH	AI	AJ
002 診療年月	004 診療科名称	006 患者ID	014 入院年月日	015 退院年月日	022 予定・救急医療入院	049 医療資源を最も投入した傷病名	050 医療資源を最も投入した傷病名のICD10コード	123 手術名1	125 手術1の点数表コード	128 手術1・手術日	130 手術名2	132 手術2の点数表コード	135 手術2・手術日	137 手術名3	139 手術3の点数表コード	142 手術3・手術日	144 手術名4	146 手術4の点数表コード	149 手術4・手術日	151 手術名5	153 手術5の点数表コード	156 手術5・手術日	300 患者ID＋退院年月日	301 件数	除外（手術2回以上）	除外（入院翌日手術及び緊急）	除外（術後入院日数）
201701	整形外科	1111111111	2017/1/1	2017/1/31	100	右大腿骨頚部骨折	S7200	人工骨頭挿入術(股)	K0811	2017/1/8													1111111111 20170131	1	○	7	23
201701	整形外科	2222222222	2017/1/1	2017/1/31	100	右大腿骨頚部骨折	S7200	人工関節置換術(股)	K0821	2017/1/8													2222222222 20170131	1	○	7	23
201701	整形外科	3333333333	2017/1/1	2017/1/31	100	右大腿骨頚部骨折	S7200	人工関節再置換術(大	K082-3	2017/1/8													3333333333 20170131	1	○	7	23
201701	整形外科	4444444444	2017/1/1	2017/1/31	100	左大腿骨頚部骨折	S7200	人工関節置換術(股)	K0821	2017/1/8	人工骨頭挿入術(股)	K0811	2017/1/8										4444444444 20170131	1		7	23
201701	整形外科	5555555555	2017/1/1	2017/1/31	100	右大腿骨頚部骨折	S7200	人工関節置換術(股)	K0811	2017/1/8													5555555555 2017131	1	○	7	23
201701	整形外科	9999999999	2017/1/1	2017/1/9	100	右大腿骨頚部骨折	S7200	人工関節置換術(股)	K0811	2017/1/8													9999999999 20170131	1	○	7	1

計算式の例　G2- MAX（M2,P2,S2,V2,Y2）
※上記の計算式をセル AJ2 に入力した後は，オートフィル機能で全行に計算式をコピーします．

…> 次に，フィルターをかけて，【除外（術後入院日数）】が「3 以下」の行を削除します（→ 図 4-3-10）．フィルターを「すべて選択」に戻し，「3 以下」の行がすべて削除されていることを確認します．

［図 4-3-10］

A	B	C	F	G	H	I	J	K	L	M	N	O	P	Q	R	S	T	U	V	W	X	Y	AF	AG	AH	AI	AJ
002 診療年月	004 診療科名称	006 患者ID	014 入院年月日	015 退院年月日	022 予定・救急医療入院	049 医療資源を最も投入した傷病名	050 医療資源を最も投入した傷病名のICD10コード	123 手術名1	125 手術1の点数表コード	128 手術1・手術日	130 手術名2	132 手術2の点数表コード	135 手術2・手術日	137 手術名3	139 手術3の点数表コード	142 手術3・手術日	144 手術名4	146 手術4の点数表コード	149 手術4・手術日	151 手術名5	153 手術5の点数表コード	156 手術5・手術日	300 患者ID＋退院年月日	301 件数	除外（手術2回以上）	除外（入院翌日手術及び緊急）	除外（術後入院日数）
201701	整形外科	9999999999	2017/1/1	2017/1/9	100	左大腿骨頚部骨折	S7200	人工骨頭挿入術(股)	K0811	2017/1/8													9999999999 920170131	1	○	7	1

↑この行を削除

step ❾ ❶から❽の工程が終わると，以下のような表ができます（→ 図 4-3-11）．

［図 4-3-11］

A	B	C	F	G	H	I	J	K	L	M	N	O	P	Q	R	S	T	U	V	W	X	Y	AF	AG	AH	AI	AJ
002 診療年月	004 診療科名称	006 患者ID	014 入院年月日	015 退院年月日	022 予定・救急医療入院	049 医療資源を最も投入した傷病名	050 医療資源を最も投入した傷病名のICD10コード	123 手術名1	125 手術1の点数表コード	128 手術1・手術日	130 手術名2	132 手術2の点数表コード	135 手術2・手術日	137 手術名3	139 手術3の点数表コード	142 手術3・手術日	144 手術名4	146 手術4の点数表コード	149 手術4・手術日	151 手術名5	153 手術5の点数表コード	156 手術5・手術日	300 患者ID＋退院年月日	301 件数	除外（手術2回以上）	除外（入院翌日手術及び緊急）	除外（術後入院日数）
201701	整形外科	1111111111	2017/1/1	2017/1/31	100	右大腿骨頚部骨折	S7200	人工骨頭挿入術(股)	K0811	2017/1/8													1111111111 120170131	1		7	23
201701	整形外科	2222222222	2017/1/1	2017/1/31	100	右大腿骨頚部骨折	S7200	人工関節置換術(股)	K0821	2017/1/8													2222222222 220170131	1		7	23
201701	整形外科	3333333333	2017/1/1	2017/1/31	100	右大腿骨頚部骨折	S7200	人工関節再置換術(大	K082-3	2017/1/8													3333333333 320170131	1		7	23
201701	整形外科	4444444444	2017/1/1	2017/1/31	100	右大腿骨頚部骨折	S7200	人工骨頭挿入術(股)	K0811	2017/1/8	人工骨頭挿入術(股)	K0811	2017/1/8										4444444444 420170131	1		7	23
201701	整形外科	5555555555	2017/1/1	2017/1/31	100	右大腿骨頚部骨折	S7200	人工関節置換術(股)	K0821	2017/1/8													5555555555 52017131	1		7	23

step ❿ 次の工程で【300：患者ID＋退院年月日】が検索キーとして必要になるので，列の先頭に移動します（→ 図 4-3-12）．

［図 4-3-12］

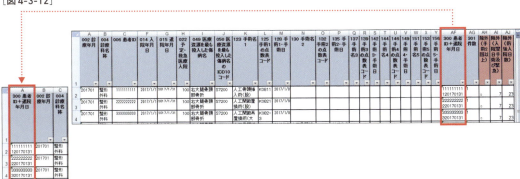

これで、分母の対象となる仮の患者が抽出されました。

…▷なお、2 対象 分母 の❸（術前抗菌薬投与の有無）については、分子の算出方法のstep❽〜⓫で取り扱います。

分 子

step ❶ 基本画面の「自由分析」＞「行為明細情報」をクリックして、以下の画面を開きます（→図4-3-13）。

［図4-3-13］

step ❷ 上の画面（赤枠部分）で、以下の項目の設定を行います。　※下線が引いてある項目は、分子の出力に必須です。

患者ID　　　：　分母で抽出したID　※図4-3-12のC列【006 患者ID】をコピーして貼り付けます。
退院年月　　：　対象年月
患者区分　　：　1：包括対象, 2：出来高対象
データ区分大分類：　20 投薬, 30 注射
薬効分類：　61, 624, 6290, 6213, 6241, 6249, 6419
出力項目の選択：**003：患者ID**, 006：入院年月日, 007：退院年月日, 009：診療科名称, 015：データ区分, 016：データ区分大分類, 017：データ区分大分類名称, 019：行為明細番号, **021：レセ電算用コード**, **023：レセ_診療明細名称**, 025：使用量, **026：行為回数**, 027：基準単位, 028：単位名称, **034：実施年月日**, 035：実施曜日, 036：入院日数, 037：退院前日数, 038：術前術後日数, 039：包括区分, 041：薬価基準コード, **042：薬効分類**, 043：後発品区分, 044：先発品区分, 045：後発品有り区分, 048：病棟コード, 049：薬剤成分情報, **051：患者ID＋退院年月日**, 053：件数

step ❸ EXCELシートを作成します。

…▷❷の項目の設定が終わったら、右上の「レポートの表示」（A）をクリックすると対象データが一部表示されます。次に、「EXCEL生成」（B）をクリックし、出力したシートに名前（例：分子）を付けて一時保存します（→図4-3-14）。シート：（分子）をコピーして、分母で出力したEXCELファイルに追加します。

step ❹ 文字型で入力されているものを日付型に変換します。 Excel操作①

…>入院年月日，退院年月日，実施年月日を日付にそれぞれ変換します。

…>「データ」>「区切り位置」>「カンマやタブなどの区切り文字によってフィールドごとに区切られたデータ」>「タブ」>「日付」>「完了」（➡図4-3-15）。

［図4-3-14］（文字型）

	A	B	C	D	J	K	L	O	AB	AC
1	003 患者ID	006 入院年月日	007 退院年月日	009 診療科名称	023 レセ_診療明細名称	025 使用量	026 行為回数	034 実施年月日	[051:患者ID＋退院年月日]	053 件数
2	1111111111	20170101	20170131	整形外科	ｾﾌｧｿﾞﾘﾝNa点滴静注用1gﾊﾞｯｸﾞ	1	1	20170109	111111111120170131	1

［図4-3-15］（日付型）

	A	B	C	D	J	K	L	O	AB	AC
1	003 患者ID	006 入院年月日	007 退院年月日	009 診療科名称	023 レセ_診療明細名称	025 使用量	026 行為回数	034 実施年月日	[051:患者ID＋退院年月日]	053 件数
2	1111111111	2017/1/1	2017/1/31	整形外科	ｾﾌｧｿﾞﾘﾝNa点滴静注用1gﾊﾞｯｸﾞ	1	1	2017/1/9	111111111120170131	1

step ❺ 次の工程で，【051：患者ID＋退院年月日】が検索キーとして必要になるので，列の先に移動します（➡図4-3-16）。

［図4-3-16］

	A	B	C	D
1	[051:患者ID＋退院年月日]	003 患者ID	006 入院年月日	007 退院年月日
2	111111111120170131	1111111111	2017/1/1	2017/1/31
3	111111111120170131	1111111111	2017/1/1	2017/1/31
4	111111111120170131	1111111111	2017/1/1	2017/1/31

	A	B	C	D	J	K	L	O	AB	AC
1	003 患者ID	006 入院年月日	007 退院年月日	009 診療科名称	023 レセ_診療明細名称	025 使用量	026 行為回数	034 実施年月日	[051:患者ID＋退院年月日]	053 件数
3	1111111111	2017/1/1	2017/1/31	整形外科	ｾﾌｧｿﾞﾘﾝNa点滴静注用1gﾊﾞｯｸﾞ	1	1	2017/1/9	111111111120170131	1
4	1111111111	2017/1/1	2017/1/31	整形外科	ｾﾌｧｿﾞﾘﾝNa点滴静注用1gﾊﾞｯｸﾞ	1	1	2017/1/10	111111111120170131	1
5	2222222222	2017/1/1	2017/1/31	整形外科	ｾﾌｧｿﾞﾘﾝNa点滴静注用1gﾊﾞｯｸﾞ	1	1	2017/1/8	222222222220170131	1

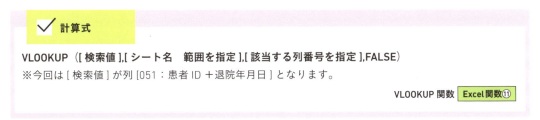

step ❻ シート：（分子）の中には【手術実施年月日】の情報がないので，シート：（分母）から抽出します。

…>シート：（分子）の最後の列に1列挿入して，【手術実施年月日】と列の名称を付けます。

…>以下の計算式を入力し，シート：（分母）から対象となる手術実施年月日を探し，シート：（分子）の【手術実施年月日】に出力します（➡図4-3-17）。

計算式

VLOOKUP（[検索値],[シート名　範囲を指定],[該当する列番号を指定],FALSE）

※今回は [検索値] が列 [051 ：患者 ID ＋退院年月日] となります。

VLOOKUP関数 Excel関数⑪

［図4-3-17］

	A	B	C	D	E	K	L	M	P	AC	AD
1	[051:患者ID＋退院年月日]	003 患者ID	006 入院年月日	007 退院年月日	009 診療科名称	023 レセ_診療明細名称	025 使用量	026 行為回数	034 実施年月日	053 件数	手術実施年月日
2	111111111120170131	1111111111	2017/1/1	2017/1/31	整形外科	ｾﾌｧｿﾞﾘﾝNa点滴静注用1gﾊﾞｯｸﾞ	1	1	2017/1/8	1	2017/1/8
3	111111111120170131	1111111111	2017/1/1	2017/1/31	整形外科	ｾﾌｧｿﾞﾘﾝNa点滴静注用1gﾊﾞｯｸﾞ	1	1	2017/1/9	1	2017/1/8
4	111111111120170131	1111111111	2017/1/1	2017/1/31	整形外科	ｾﾌｧｿﾞﾘﾝNa点滴静注用1gﾊﾞｯｸﾞ	1	1	2017/1/10	1	2017/1/8
5	222222222220170131	2222222222	2017/1/1	2017/1/31	整形外科	ｾﾌｧｿﾞﾘﾝNa点滴静注用1gﾊﾞｯｸﾞ	1	1	2017/1/8	1	2017/1/8

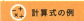

計算式の例

VLOOKUP（A2，分母!AAJ,14,FALSE）

※上記の計算式をセルAD2に入力した後は，オートフィル機能で全行に計算式をコピーします。

step ❼ 抗菌薬投与日が手術日から数えて何日目に当たるかを確認します。

…> 最後の列に 1 列挿入して，【実施年月日 - 手術実施年月日 +1】と列の名称を付けます。

…> 以下の計算式を入力して，手術日から数えて何日目の抗菌薬投与であるのか算出します（➡ 図 4-3-18）。

計算式

［実施年月日］-［手術実施年月日］+1　※手術日当日を 1 日目とします。

［図 4-3-18］

	A	B	C	D	E	K	L	M	P	AC	AD	AE	AF	AG
1	【051:患者ID＋退院年月日】	003 患者ID	006 入院年月日	007 退院年月日	009 診療科名称	023 レセ_診療明細名称	025 使用量	026 行為回数	034 実施年月日	053 件数	手術実施年月日	実施年月日−手術実施年月日+1		
2	111111111120170131	1111111111	2017/1/1	2017/1/31	整形外科	セファゾリンNa点滴静注用1gバッグ	1	1	2017/1/8	1	2017/1/8	1		
3	111111111120170131	1111111111	2017/1/1	2017/1/31	整形外科	セファゾリンNa点滴静注用1gバッグ	1	1	2017/1/9	1	2017/1/8	2		
4	111111111120170131	1111111111	2017/1/1	2017/1/31	整形外科	セファゾリンNa点滴静注用1gバッグ	1	1	2017/1/10	1	2017/1/8	3		
5	222222222220170131	2222222222	2017/1/1	2017/1/31	整形外科	セファゾリンNa点滴静注用1gバッグ	1	1	2017/1/8	1	2017/1/8	1		

計算式の例

P2-AD2+1

※上記の計算式をセル AE2 に入力した後は，オートフィル機能で全行に計算式をコピーします。

step ❽ 手術前日に抗菌薬が投与されている患者のすべての行を削除します。

（1）フィルターをかけて，【実施年月日－手術実施年月日 +1】の列に「1 未満」が出力されている行の A 列【051：患者 ID＋退院年月日】の番号（A）を確認し，記録しておきます（➡ 図 4-3-19）。

［図 4-3-19］

	A	B	C	D	E	K	L	M	P	AC	AD	AE	AF	AG
1	【051:患者ID＋退院年月日】	003 患者ID	006 入院年月日	007 退院年月日	009 診療科名称	023 レセ_診療明細名称	025 使用量	026 行為回数	034 実施年月日	053 件数	手術実施年月日	実施年月日−手術実施年月日+1		
2	111111111120170131	1111111111	2017/1/1	2017/1/31	整形外科	セファゾリンNa点滴静注用1gバッグ	1	1	2017/1/8	1	2017/1/8	1		
3	111111111120170131	1111111111	2017/1/1	2017/1/31	整形外科	セファゾリンNa点滴静注用1gバッグ	1	1	2017/1/9	1	2017/1/8	2		
…														
20	333333333320170131	3333333333	2017/1/1	2017/1/31	整形外科	バンコマイシン塩酸塩点滴静注用0.5g	1	1	2017/1/17	1	2017/1/8	10		
21	444444444420170131	4444444444	2017/1/1	2017/1/31	整形外科	セファゾリンNa点滴静注用1gバッグ	1	1	2017/1/7	1	2017/1/8	0		
22	444444444420170131	4444444444	2017/1/1	2017/1/31	整形外科	セファゾリンNa点滴静注用1gバッグ	1	1	2017/1/8	1	2017/1/8	1		

フィルターをかけると…　術日前に抗菌薬が投与された症例に絞られる。

A

	A	B	C	D	E	K	L	M	P	AC	AD	AE	AF	AG
1	【051:患者ID＋退院年月日】	003 患者ID	006 入院年月日	007 退院年月日	009 診療科名称	023 レセ_診療明細名称	025 使用量	026 行為回数	034 実施年月日	053 件数	手術実施年月日	実施年月日−手術実施年月日+1		
21	444444444420170131	4444444444	2017/1/1	2017/1/31	整形外科	セファゾリンNa点滴静注用1gバッグ	1	1	2017/1/7	1	2017/1/8	0		

（2）次に，フィルターを「すべて選択」に戻したのち，記録しておいた【051：患者 ID＋退院年月日】の番号（A）を選び，抽出されたすべて行を削除します（➡ 図 4-3-20）。最後にフィルターを「すべて選択」に戻し，「1 未満」の行がないことを確認します。

［図 4-3-20］

	A	B	C	D	E	K	L	M	P	AC	AD	AE	AF	AG
1	【051:患者ID＋退院年月日】	003 患者ID	006 入院年月日	007 退院年月日	009 診療科名称	023 レセ_診療明細名称	025 使用量	026 行為回数	034 実施年月日	053 件数	手術実施年月日	実施年月日−手術実施年月日+1		
21	444444444420170131	4444444444	2017/1/1	2017/1/31	整形外科	セファゾリンNa点滴静注用1gバッグ	1	1	2017/1/7	1	2017/1/8	0		
22	444444444420170131	4444444444	2017/1/1	2017/1/31	整形外科	セファゾリンNa点滴静注用1gバッグ	1	1	2017/1/8	1	2017/1/8	1		
23	444444444420170131	4444444444	2017/1/1	2017/1/31	整形外科	セファゾリンNa点滴静注用1gバッグ	1	1	2017/1/9	1	2017/1/8	2		
24	444444444420170131	4444444444	2017/1/1	2017/1/31	整形外科	セファゾリンNa点滴静注用1gバッグ	1	1	2017/1/10	1	2017/1/8	3		

◀…… 削除

※❽の（1）で選択された（A）の患者は，術前抗菌薬投与があったため，分母の対象外となります。そのため，（2）の工程で（A）の患者の情報をすべて削除する必要があります。

※今回は簡便的にフィルター機能を使って削除しましたが，対象患者が多い場合は，（A）の【051：患者 ID+ 退院年月日】の番号を別シートにコピーした後，AF 列に確認用の列を追加し，VLOOKUP 関数 Excel関数⑪ で確認する方法をお勧めします。

step ❾ ❶から❽の工程でできた表をピボットテーブル Excel操作② で集計します。

⋯>「挿入」>「ピボットテーブル」を選択します。ピボットテーブルのフィールド設定は以下のとおりです（→図4-3-21）。
- 行ラベル：[051：患者ID＋退院年月日],[023：レセ_診療明細名称]
- 列ラベル：[実施年月日－手術実施年月日＋1]
- 値：[053：件数]（合計）

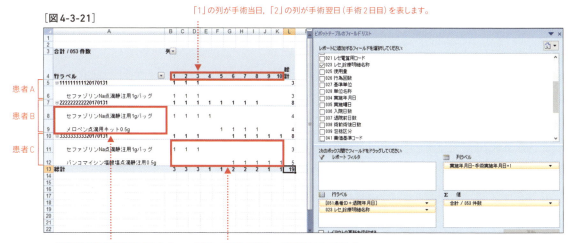

[図4-3-21]

「1」の列が手術当日，「2」の列が手術翌日（手術2日目）を表します。

薬剤ごとに行が作成されるため，2種類以上の抗菌薬が投与された患者は，2行以上作成されます。

このケースでは，手術1～3日目はセファゾリンが，6～10日目はバンコマイシンが投与されたことを表します。

step ❿ ピボットテーブルを成型 Excel操作② します。

（1）ピボットテーブル　ツール>デザイン>小計>小計を表示しない
（2）ピボットテーブル　ツール>デザイン>レポートのレイアウト>表形式で表示

step ⓫ 分母の対象となる患者数を求めます。

⋯>以下の計算式を入力し，【051：患者ID＋退院年月日】の行数をカウントします（→図4-3-22）。

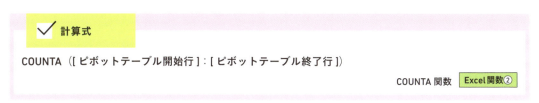

計算式

COUNTA（[ピボットテーブル開始行]：[ピボットテーブル終了行]）

COUNTA関数　Excel関数②

[図4-3-22]

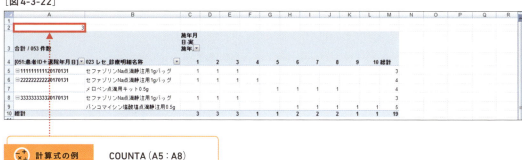

計算式の例　COUNTA（A5：A8）

これで，分母の対象となる患者数が算出されました。

step ⓬ 手術当日から数えた抗菌薬の投与期間を確認します。

(1) 手術当日から数えて4日目に「1」がない症例が分子の対象となります（→ 図4-3-23）。

[図4-3-23]

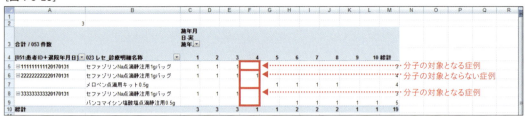

(2) 分子の対象となる患者数を求めます。

…▷ まず（1）のピボットテーブル（→ 図4-3-23）の一部を右クリックして，「ピボットテーブルのフィールドリスト」を出した後に，行ラベル【023：レセ診療明細名称】をドラッグして欄外に出します（→ 図4-3-24）。すると，行ラベル【023：レセ診療明細名称】が削除され，ピボットテーブルからも【023：レセ診療明細名称】が削除されます（→ 図4-3-25）。

…▷ 次に，以下の計算式を入力し，手術4日目に抗菌薬が投与されてない行数をカウントします（→ 図4-3-26）。

> ✓ 計算式
>
> COUNTBLANK（[ピボットテーブル開始行]：[ピボットテーブル終了行]）
>
> COUNTBLANK 関数　Excel関数③

[図4-3-24]

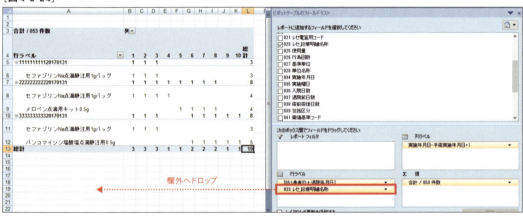

[図4-3-25]

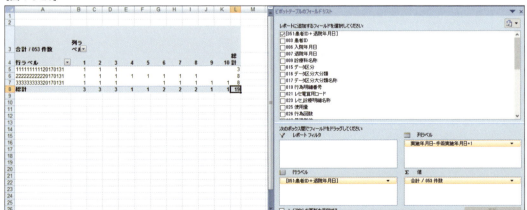

[図4-3-26]

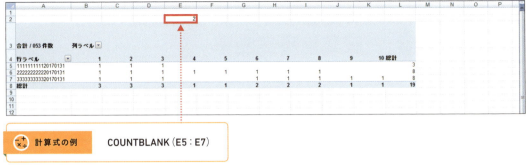

| 計算式の例 | COUNTBLANK（E5：E7） |

これで，分子の対象となる患者数が算出されました。

step ⓭ 分母の対象患者数と分子の対象患者数から，股関節大腿近位骨折手術施行患者における抗菌薬3日以内中止率を算出します。

⋯> 中止率＝（分子の対象患者数/分母の対象患者数）×100

> **Memo** 同様の手順で算出できる指標
>
> 　以下のような指標は，同様の手順で算出することができます。
> ［清潔手術］
> ・弁形成術及び弁置換術施行患者における抗菌薬3日以内中止率
> ・乳腺腫瘍手術施行患者における抗菌薬3日以内中止率　など
> ［準清潔手術］
> ・肺悪性腫瘍手術施行患者における抗菌薬4日以内中止率
> ・胃悪性手術施行患者における抗菌薬4日以内中止率　など

データ分析 4 安全管理が必要な医薬品に対する服薬指導実施率

※3章の実践例4で用いる指標の算出方法

1 算出定義

分子 ▶ 分母のうち, 入院期間中に,「B0081 薬剤管理指導科 特に安全管理が必要な医薬品が投薬又は注射されている患者に対して行う場合」の算定があって患者数

分母 ▶ 入院期間中に安全管理が必要な医薬品のいずれかが処方された患者数

[参考にした算出定義] ● 国立病院機構公表版23 ● QIP医療の質の指標

2 対象

分母

EFファイルを参照し, 入院中に安全管理が必要な医薬品のいずれかが処方された患者を分母とします。

分子

分母のうち,「B0081 薬剤管理指導料 特に安全管理が必要な医薬品が投薬又は注射されている患者に対して行う場合」の算定があった患者を分子とします。

---

1 国立病院機構定義を採用しているため, QIP医療の質の指標「薬剤管理指導実施割合」と定義が異なる場合があります。

3 算出手順

分母

step ❶ 基本画面の「自由分析」＞「行為明細情報」をクリックして以下の画面を開きます（→図4-4-1）。

［図4-4-1］

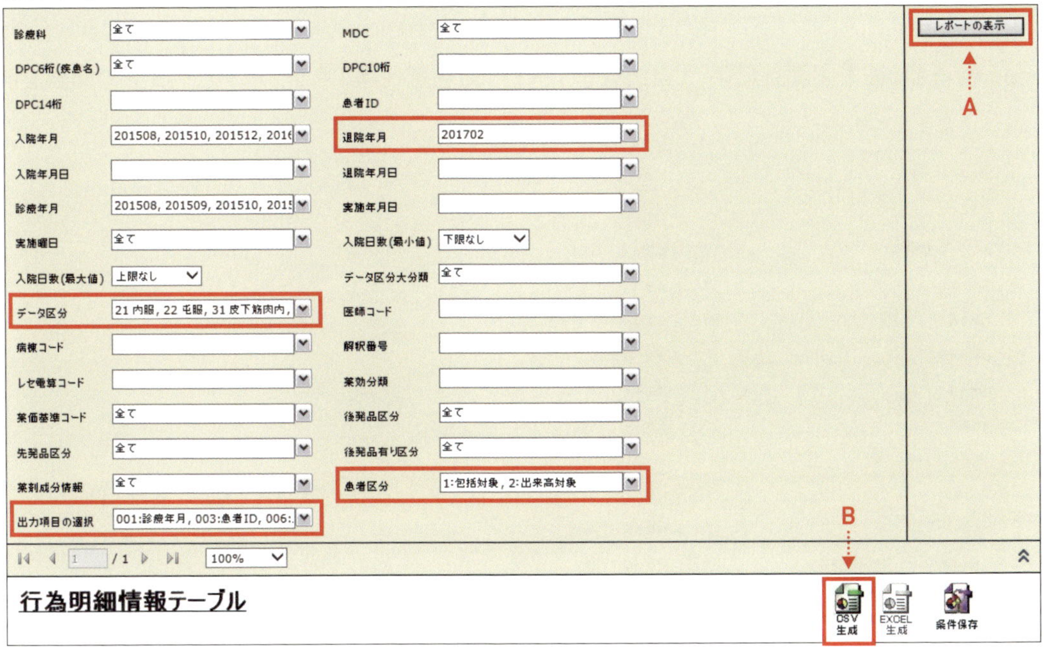

step ❷ 上の画面（赤枠部分）で，以下の項目の設定を行います。　※下線が引いてある項目は分母の出力に必須です。

退院年月：	対象年月
データ区分：	21内服, 22屯服, 31皮下筋肉内, 32静脈内, 33その他
患者区分：	1：包括対象, 2：出来高対象
出力項目の選択：	**001：診療年月**, **003：患者ID**, 006：入院年月日, 007：退院年月日, **009：診療科名称**, 015：データ区分, 019：行為明細番号, 020：病院点数マスタコード, **021：レセ電算用コード**, 022：解釈番号, **023：レセ診療明細名称**, 025：使用量, 026：行為回数, 034：実施年月日, 035：実施曜日, **041：薬価基準コード**, 042：薬効分類, 048：病棟コード, 049：薬剤成分情報, 051：患者ID＋退院年月日, 053：件数

step ❸ EXCELシートを作成します。

⋯▶ ❷の項目の設定が終わったら,右上の「レポートの表示」(A)をクリックすると対象データが一部表示されます。次に,「CSV生成」(B)[2]をクリックし,出力したシートに名前（例：薬剤201702）を付けて保存します（→図4-4-2）。

※データ量が大きくなりすぎて作業が進めにくくなる場合があるため,1カ月単位でデータを抽出しています。シート名は,退院年月で管理すると便利です。

［図4-4-2］

step ❹ 再度,基本画面を開き,「自由分析」＞「行為明細情報」をクリックして以下の画面を開きます（→図4-4-3）。

［図4-4-3］

step ❺ 上の画面（赤枠部分）で,以下の項目の設定を行います。※下線が引いてある項目は分母の出力に必須です。

退院年月：　　　　対象年月

データ区分：　　　13 指導

レセ電算コード：　113010810

患者区分：　　　　1：包括対象　2：出来高対象

出力項目の選択：**001：診療年月**, **003：患者ID**, 006：入院年月日, 007：退院年月日, 009：診療科名称, 015：データ区分, 019：行為明細番号, 020：病院点数マスタコード, **021：レセ電算用コード**, 022：解釈番号, **023：レセ_診療明細名称**, 026：行為回数, 034：実施年月日, 035：実施曜日, 048：病棟コード, 051：患者ID＋退院年月日, 053：件数

2　ARROWSでは,EXCEL生成とCSV生成を選ぶことができます。ただし,出力行が数万行に渡る場合は,CSV生成のみとなります。今回はCSV生成で説明をしています。

step ❻ EXCELシートを作成します。

…▶ ❺の項目の設定が終わったら、右上の「レポートの表示」(A)をクリックすると対象データが一部表示されます。次に、「CSV生成」(B)をクリックし、出力したシートに名前(例：指導料201702)を付けて保存します(➡ 図4-4-4)。

[図4-4-4]

	A	B	F	I	J	K	L	O	P	Q
1	001 診療年月	003 患者ID	015 データ区分	021 レセ電算用コード	022 解釈番号	023 レセ_診療明細名称	026 行為回数	048 病棟コード	051 患者ID＋退院年月日	
2	201702	1111111111	13	113010810	B0081	薬剤管理指導料1(安全管理を要する医薬品投与患者)	1	H1	1111111111120170000	
3	201702	2222222222	13	113010810	B0081	薬剤管理指導料1(安全管理を要する医薬品投与患者)	1	H7	2222222222220170000	
4	201702	4444444444	13	113010810	B0081	薬剤管理指導料1(安全管理を要する医薬品投与患者)	1	H6	4444444444420170000	
5	201702	9999999999	13	113010810	B0081	薬剤管理指導料1(安全管理を要する医薬品投与患者)	1	H6	9999999999920170000	

…▶ このシートは、後で分子を抽出する際に使うため、P列を先頭の列へ移動させておきます(➡ 図4-4-5)。

[図4-4-5]

	A	B	C					L	O	P
1	051 患者ID＋退院年月日	001 診療年月	003 患者ID	データ	021 レセ電算用コード	022 解釈番号	023 レセ_診療明細名称	026 行為回数	048 病棟コード	051 患者ID＋退院年月日
2	1111111111120170000	201702	1111111111		113010810	B0081	薬剤管理指導料1(安全管理を要する医薬品投与患者)	1	H1	1111111111120170000
3	2222222222220170000	201702	2222222222		113010810	B0081	薬剤管理指導料1(安全管理を要する医薬品投与患者)	1	H7	2222222222220170000
4	4444444444420170000	201702	4444444444		113010810	B0081	薬剤管理指導料1(安全管理を要する医薬品投与患者)	1	H6	4444444444420170000

step ❼ 安全管理が必要な医薬品リストのダウンロードを行います。

…▶ 診療情報提供サービスのウェブサイト[3]より、対象となる医薬品リストをダウンロードします。ダウンロードしたシートに名前(例：y_20160329)を付けて保存します(➡ 図4-4-6)。

…▶ 医薬品リストは同ウェブサイトで随時更新されています。最新の医薬品リストを使用したい場合は、適宜ウェブサイトを確認してください。

※ 医薬品リストはつねに「y」というファイル名でダウンロードされます。最新の医薬品リストをダウンロードして保存する際には、シート名およびファイル名は更新年月日にするなどして、過去のファイルと区別できるようにしておくと便利です。

なお、ファイルの1行目は分析に不要ですので削除しておいてください。

…▶ 医薬品リストのG列【算定対象となる薬剤】に○が付いている薬剤が対象となります。

[図4-4-6]

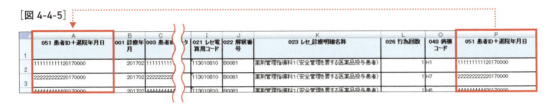

---

[3] 診療情報提供サービス「特定薬剤管理指導加算等の算定対象となる薬剤一覧」
特定薬剤管理指導加算及び薬剤管理指導料「1」の算定対象となる薬剤の一覧に関する情報が掲載されています。(2017年3月5日アクセス)
http://www.iryohoken.go.jp/shinryohoshu/

step ❽ 安全管理が必要な医薬品を特定します。

(1) 対象薬剤の情報を付け加えます。

⋯▷ シート：(薬剤201702)の最後の列に1列挿入して，【薬剤フラグ】と列の名称を付けます。次に，以下の計算式を入力し，それぞれの薬剤が対象薬剤であれば「1」，そうでない場合は「0」を出力します（→ 図4-4-7）。

✓ 計算式

IFERROR（IF（VLOOKUP（[検索値],[シート名　範囲を指定],[該当する列番号を指定],FALSE）="○",1,0),0)

IFERROR 関数 Excel関数⑤ ， IF 関数 Excel関数④ ， VLOOKUP 関数 Excel関数⑪

[図 4-4-7]

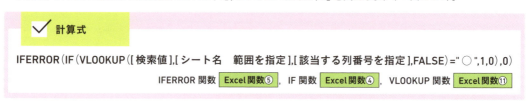

計算式の例

IFERROR（IF（VLOOKUP（P2,y_20170214!$E$1：$G$20438,3,FALSE）="○",1,0),0)

※上記の計算式をセルV2に入力した後は，オートフィル機能で全行に計算式をコピーします。

(2) 次に，フィルターをかけて，【薬剤フラグ】の列に「0」が出力されている行を削除します。フィルターを「すべて選択」に戻し，「0」の行がすべて削除されていることを確認します（→ 図4-4-8）。

[図 4-4-8]

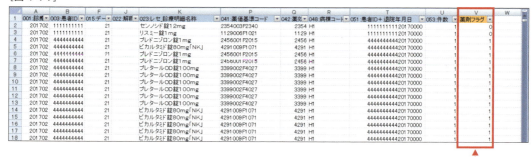

これで，分母の対象患者が抽出されました。

分子

step ❶ B0081　薬剤管理指導料（特に安全管理を要する医薬品投与患者）が算定された患者を特定します。

…> シート：（薬剤201702）の最後の列に1列挿入して，【指導済フラグ】と列の名称を付けます。次に，新しいシートを追加し，シート：（指導料201702）をコピーし貼り付けます。

…> 以下の計算式を入力し，指導料が算定済であれば「1」，そうでない場合は「0」を出力します（➜図4-4-9）。

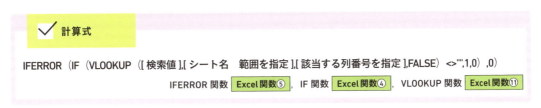

✓ 計算式

IFERROR（IF（VLOOKUP（[検索値],[シート名　範囲を指定],[該当する列番号を指定],FALSE）<>"",1,0）,0）

IFERROR 関数 **Excel関数⑤**，IF 関数 **Excel関数④**，VLOOKUP 関数 **Excel関数⑪**

［図 4-4-9］

	A	B	F	J	K	P	Q	R	T	U	V	W
1	001:診療	003:患者ID	015:デー	022:解釈	023:レセ_診療明細名称	041:薬価基準コー	042:薬効	048:病棟	051:患者ID+退院年月日	053:件数	薬剤フラグ	指導済フラ
2	201702	1111111111	21		プレドニゾロン錠1mg	2456001F2015	2456	H1	444444444420170000	1	1	1
3	201702	4444444444	21		プレタールOD錠100mg	3399002F4027	3399	H1	444444444420170000	1	1	0
4	201702	4444444444	21		ビカルタミド錠80mg「NK」	4291009F1071	4291	H1	444444444420170000	1	1	0
5	201702	4444444444	22		デパス錠0.5mg	1179025F1026	1179	H1	444444444420170000	1	1	0
6	201702	5555555555	21		ティーエスワン配合OD錠T20 20mg（テガフール相当量）	422901F1026	4229	H1	555555555520170000	1	1	1
7												
8												

計算式の例

IFERROR（IF（VLOOKUP（T2,指導料201702!$A$1：$P$5,12,FALSE）<>"",1,0）,0）

※上記の計算式をセルW2に入力した後は，オートフィル機能で全行に計算式をコピーします。

step ❷ これまでの工程でできた表（➜図4-4-10）をピボットテーブル **Excel操作②** で集計します。

［図 4-4-10］

	B	F	I	J	K	P	Q	R	S	T	U	V	W
1	003:患者ID	015:データ区	031:レセ電算用コ	022:解釈番	023:レセ_診療明細名称	041:薬価基準コー	042:薬効分	48:病棟コー	049:薬剤成分情	051:患者ID+退院年月	053:件数	薬剤フラグ	指導済フラグ
2	2222222222	21	621971301		プレタールOD錠100mg	3399002F4027	3399	H1	内服薬	222222222220170000	1	1	0
3	4444444444	21	610431117		プレドニゾロン錠1mg	2456001F2015	2456	H1	内服薬	444444444420170000	1	1	0
4	4444444444	21	610431117		プレドニゾロン錠1mg	2456001F2015	2456	H1	内服薬	444444444420170000	1	1	0
5	4444444444	21	610431117		プレドニゾロン錠1mg	2456001F2015	2456	H1	内服薬	444444444420170000	1	1	0
6	4444444444	21	610431117		プレドニゾロン錠1mg	2456001F2015	2456	H1	内服薬	444444444420170000	1	1	0
7	4444444444	21	610431117		プレドニゾロン錠1mg	2456001F2015	2456	H1	内服薬	444444444420170000	1	1	0
8	4444444444	21	610431117		プレドニゾロン錠1mg	2456001F2015	2456	H1	内服薬	444444444420170000	1	1	0
9	4444444444	21	621971301		プレタールOD錠100mg	3399002F4027	3399	H1	内服薬	444444444420170000	1	1	0
10	4444444444	21	621971301		プレタールOD錠100mg	3399002F4027	3399	H1	内服薬	444444444420170000	1	1	0
11	4444444444	21	621971301		プレタールOD錠100mg	3399002F4027	3399	H1	内服薬	444444444420170000	1	1	0
12	4444444444	21	621971301		プレタールOD錠100mg	3399002F4027	3399	H1	内服薬	444444444420170000	1	1	0
13	4444444444	21	621971301		プレタールOD錠100mg	3399002F4027	3399	H1	内服薬	444444444420170000	1	1	0
14	4444444444	21	621971301		プレタールOD錠100mg	3399002F4027	3399	H1	内服薬	444444444420170000	1	1	0

…>「挿入」＞「ピボットテーブル」を選択します。ピボットテーブルのフィールド設定は以下のとおりです。

- **行ラベル**：［051：患者ID+退院年月日］
- **列ラベル**：指導済フラグ
- **値**：指導済フラグ（データ個数）

…> シートに名前（例：分子）を付けて保存します（➜図4-4-11）。

［図 4-4-11］

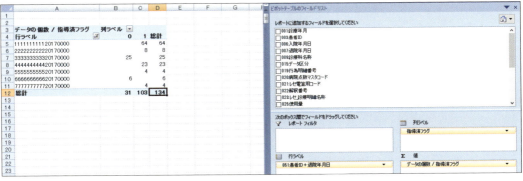

step ❸ 未指導患者数, 指導済患者数をカウントします。

⋯▷ セルB2（未指導患者数）, C2（指導済患者数）, D2（総患者数）となるように, セルB2, C2, D2に以下の計算式を入力し, 各列1以上の患者数をカウントします。

✓ **計算式**

COUNTA（[開始行]：[終了行]）　　　　　　　　　　　　　　　　　　　　　COUNTA 関数　Excel関数②

[図 4-4-12]

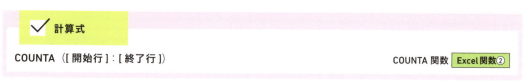

計算式の例　COUNTA（B5：B11）
※上記の計算式をセルB2に入力した後は, オートフィル機能でC2, D2に計算式をコピーします。

C2のセルには, 分子の対象となる患者数, D2のセルには分母の対象となる患者数が算出されました。

step ❹ 分母の対象患者数と分子の対象患者数から, 安全管理が必要な医薬品に対する服薬指導実施率を算出します。

⋯▷ 服薬指導実施率＝（分子の対象患者数 / 分母の対象患者数）× 100

Memo　持参薬に対する服薬指導

2016年10月からDPC対象及び準備病院は, 入院中に持参薬を使用した場合は, 薬剤名・使用量をEFファイルに出力することになりました。よって, 持参薬を含めた分析も可能です。

補足　上記手順で作成したピボットテーブルで, 未指導患者も特定することができますが, 患者IDだけでは, 未指導患者の特性（投与された薬剤名や病棟など）がわからず, その後の改善活動には結びつけられません。そこで, シート：（薬剤201702）（図4-4-10）を利用して, 病棟別・薬剤別の未指導患者リストを作成する手順を以下に紹介します。

❶ **シート：（薬剤201702）を活用します。**

⋯▷「挿入」＞「ピボットテーブル」を選択します。ピボットテーブルのフィールド設定は以下のとおりです（→ 図4-4-13）。
　・レポートフィルタ：「指導済フラグ」=0
　・行ラベル：[048：病棟コード]
　・列ラベル：[042：薬効分類], [023：レセ＿診療明細名称]
　・値：[051：患者ID+退院年月日]（データの個数）
⋯▷ シートに名前（例：病棟別）を付けて保存します。

[図 4-4-13]

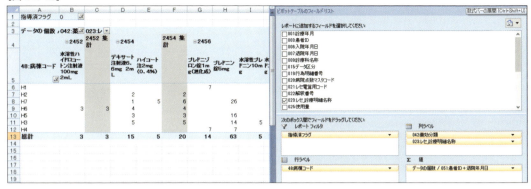

❷ **ピボットテーブルを成型** Excel操作❷ **します**（→ 図4-4-14）。

…▷ ピボットテーブル　ツール＞デザイン＞小計＞小計を表示しない
…▷ ピボットテーブル　ツール＞デザイン＞レポートのレイアウト＞表形式で表示

[図 4-4-14]

作成された表を見てみると，内服薬のプレドニンやクロピドグレル，バイアスピリンといった薬剤で，未算定患者が多いことがわかります。また，病棟別に見てみると，病棟H7で未算定患者が多くなっています。このように，薬剤別や病棟別に見てみると，どこに焦点を絞った改善活動が効果的か，判断することができます。

また，未算定の患者IDが知りたい場合は，以下のような表（→ 図4-4-15）が適しています。これは，上記の手順❶のピボットテーブルのフィールド設定の際に，「列ラベル」に「患者ID」「患者ID＋退院年月日」を追加することで作成できます。

[図 4-4-15]

データ分析 5 急性脳梗塞患者に対する早期リハビリテーション（4日以内）実施率

※3章の実践例5で用いる指標の算出方法

1 算出定義

 分母のうち，入院日から4日目以内に「H001$　脳血管疾患等リハビリテーション料」が算定された患者数（入院日を1日目とする）

 医療資源傷病名に「I63$　脳梗塞」が記載され，かつ発症3日以内の退院患者数

[参考にした算出定義][1]　●国立病院機構公表版21　●QIP医療の質の指標

2 対象

分母

以下の❶〜❸の条件を満たす患者を分母とします。

❶ 以下の表のとおり，様式1の該当する項目に以下の傷病名が記載されている退院患者

主傷病名	入院契機傷病名	医療資源傷病名	医療資源2傷病名	入院時併存症	入院後発症
		●			
記載傷病名	I63$　脳梗塞				

❷ ❶の患者うち，以下の3つの条件をすべて満たす患者
→ 1. 様式1の「脳卒中の発症時期」が「発症3日目以内」の患者
→ 2. 様式1の「入院時意識障害がある場合のJCS」で「I群（1，2，3）」あるいは「0 無」に該当する患者
→ 3. EFファイルを参照し，入院期間中に「H001$　脳血管疾患等リハビリテーション料」（注4イ，ロ，ハは除く）の算定があった患者

❸ ただし，以下のいずれかに該当する場合は除外します。
→ 1. 様式1の入院年月日と退院年月日より入院期間を求め，3日目以内の患者
→ 2. 様式1の該当する項目に以下のいずれかの傷病名が記載されている患者

主傷病名	入院契機傷病名	医療資源傷病名	医療資源2傷病名	入院時併存症	入院後発症
				●	●
記載傷病名	I21$　急性心筋梗塞 I23$　急性心筋梗塞の続発合併症				

[1] 国立病院機構定義を採用しているため，QIP医療の質の指標や日本病院会と定義が異なる場合があります。

	I951	起立性低血圧（症）
	I60$	くも膜下出血
	I61$	脳内出血
	I62$	その他の非外傷性頭蓋内出血

⋯> 3.様式1の「退院時転帰」が「6最も医療資源を投入した傷病による死亡」,「7最も医療資源を投入した傷病以外による死亡」に該当する患者

分子

分母のうち，入院日当日から数えて4日目以内に「H001$ 脳血管疾患等リハビリテーション料」（注4イ,ロ,ハは除く）が算定された患者を分子とします。

3 算出手順

分母

step ❶ 基本画面の「自由分析」＞「カルテ情報」をクリックして以下の画面を開きます（→図4-5-1）。

［図4-5-1］

step ❷ 上の画面（赤枠部分）で，以下の項目の設定を行います。 ※下線が引いてある項目は，分母の出力に必須です。

退院年月： 　対象年月

医療資源を最も投入した傷病名のICDコード： I630〜I639

患者区分： 　1：包括対象,2：出来高対象

出力項目の選択：**006：患者ID**,008：生年月日,**014：入院年月日**,**015：退院年月日**,019：入院経路,020：他院よりのの紹介の有無,021：自院の外来からの入院,022：予定・救急医療入院,023：救急車による搬送の有無,024：退院（転科）先,**025：退院時転帰**,026：入院から24時間以内の死亡の有無,**043：入院の契機となった傷病のICD10コード**,**064：入院時併存症名1のICD10コード**,**071：入院時併存症名2のICD10コード**,**078：入院時併存症名3のICD10コード**,**085：入院時併存症名4のICD10コード**,**092：入院後発症疾患名1のICD10コード**,**099：入院後発症疾患名2の**

ICD10コード, 106：入院後発症疾患名3のICD10コード, 113：入院後発症疾患名4のICD10コード, 164：入院時意識障害ある場合のJCS, 165：退院時意識障害ある場合のJCS, 166：入院時ADLスコアー, 167：退院時ADLスコアー, 191：脳卒中の発症時期, 261：リハビリの有無, 298：入院曜日, 299：退院曜日, 300：患者ID＋退院年月日, 301：件数

step ❸ EXCELシートを作成します。

→ ❷の項目の設定が終わったら、右上の「レポートの表示」（A）をクリックすると対象データが一部表示されます。次に、「EXCEL生成」（B）[2]をクリックし、出力したシートに名前（例：分母）を付けて保存します（→図4-5-2）。

step ❹ 文字型で入力されているものを日付型に変換します Excel操作①。

→ 入院年月日、退院年月日、生年月日を日付にそれぞれ変換します。
→ 「データ」＞「区切り位置」＞「カンマやタブなどの区切り文字によってフィールドごとに区切られたデータ」＞「タブ」＞「日付」＞「完了」（→図4-5-3）。

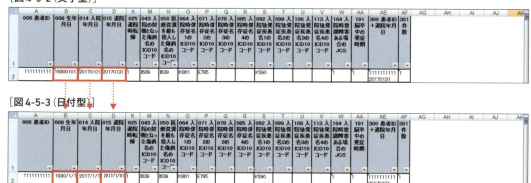

[図4-5-2（文字型）]

[図4-5-3（日付型）]

step ❺ 入院期間を算出します。

→ 最後の列に1列挿入して、【在院期間】と列の名称を付けます。
→ 以下の計算式を入力し、在院期間（日数）を算出します（→図4-5-4）。

✓ **計算式**

【015：退院年月日】-【014：入院年月日】+1　※入院日を1日目とします。

[図4-5-4]

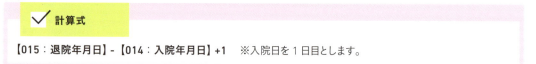

 計算式の例　D2-C2+1
※上記の計算式をセルAG2に入力した後は、オートフィル機能で全行に計算式をコピーします。

2　ARROWSでは、EXCEL生成とCSV生成を選ぶことができます。ただし、出力行が数万行に渡る場合は、CSV生成のみとなります。今回はEXCEL生成で説明をしています。

step ❻ 分母の条件を満たす患者を抽出します。

⋯➤ 最後の列に1列挿入して，【分母対象フラグ】と列の名称を付けます。
⋯➤ 次に，フィルターをかけて，【164：入院時意識障害ある場合のJCS※】の列が「0」「1」「2」「3」，かつ【191：脳卒中の発症時期】の列に「1」が入力されている行の【分母対象フラグ】の列に「1」を入力します（→図4-5-5）。
⋯➤ フィルターを「すべて選択」に戻します。

［図4-5-5］

	A	C	D	K	M	N	O	P	Q	R	S	T	U	V	W	AA	AE	AF	AG	AH	AI	AJ	AK	AL
1	006 患者ID	014 入院年月日	015 退院年月日	025 退院時転帰	043 入院の契機となった傷病名のICD10コード	050 医療資源を最も投入した傷病名のICD10コード	064 入院時併存症名1のICD10コード	071 入院時併存症名2のICD10コード	078 入院時併存症名3のICD10コード	085 入院時併存症名4のICD10コード	092 入院後発症疾患名1のICD10コード	099 入院後発症疾患名2のICD10コード	106 入院後発症疾患名3のICD10コード	113 入院後発症疾患名4のICD10コード	164 入院時意識障害ある場合のJCS	191 脳卒中の発症時期	300 患者ID+退院年月日	301 件数	在院期間	分母対象フラグ				
2	1111111111	2017/1/1	2017/1/31	1	I639	I639	K861	E785		K590					1	1	1111111111 20170131	1	31	1				
3	2222222222	2017/1/1	2017/1/31	1	I638	I638	I10	E785							1	1	2222222222 20170131	1	31	1				
4	3333333333	2017/1/1	2017/1/31	1	J969	I634	R13	J90							0	1	3333333333 20170131	1	31	1				
5	4444444444	2017/1/1	2017/1/31	1	I633	I633	I10	K259							1	1	4444444444 20170131	1	31	1				
6	5555555555	2017/1/1	2017/1/31	7	I631	I631	T0210	I10		I652					3	1	5555555555 20170131	1	31	1				
7	6666666666	2017/1/1	2017/1/31	1	I633	I633	G309	M8199							3I	1	6666666666 20170131	1	31	1				
11	1111122222	2017/1/1	2017/1/1	1	I633	I633	I10	K259	K590		N390	I509	E871	I212	100	1	1111122222 20170131	1	31					

0，1，2，3のいずれかが入力されている。　　　　　　　　　　　　　　　　　　　　　　　「1」を入力します。
※　JCSは数値だけを考慮します。例えば「3I」入力されて　　　　　　　「1」が入力されている行
　　　いる場合は、「3」として処理します。

⋯➤ さらにフィルターをかけて，【分母対象フラグ】が空白の行を削除します。【分母対象フラグ】のフィルターを「すべて選択」に戻し，空白の行がすべて削除されていることを確認します。

step ❼ 除外1．の「在院期間」が3日目以内の患者を確認します。

⋯➤ フィルターをかけて，【在院期間】の列に「1〜3」が入力されている行を削除します。【在院期間】のフィルターを「すべて選択」に戻し，「1〜3」の行がすべて削除されていることを確認します。

step ❽ 除外2．の【入院時併存症名】または【入院後発症疾患名】を確認します。

⋯➤ フィルターをかけて，【064：入院時併存症名1のICD10コード】の列に「I21$, I23$, I951, I60$, I61$, I62$」が入力されている行を削除します。【064：入院時併存症名1のICD10コード】のフィルターを「すべて選択」に戻し，同コードの行がすべて削除されていることを確認します。
　　※　下記のすべての列で上記と同様の作業を行います。
【071：入院時併存症名2のICD10コード】
【078：入院時併存症名3のICD10コード】
【085：入院時併存症名4のICD10コード】
【092：入院後発症疾患名1のICD10コード】
【099：入院後発症疾患名2のICD10コード】
【106：入院後発症疾患名3のICD10コード】
【113：入院後発症疾患名4のICD10コード】

step ❾ 除外3．の退院時転帰が「6：最も医療資源を投入した傷病による死亡」「7：最も医療資源を投入した傷病以外による死亡」に該当する患者を確認します。

⋯➤ フィルターをかけて，【025：退院時転帰】の列に「6」または「7」が入力されている行を削除します。【025：退院時転帰】のフィルターを「すべて選択」に戻し，「6」または「7」の行がすべて削除されていることを確認します。

step ❿ ❶～❾の工程が終わると、以下のような表ができます（→図4-5-6）。

［図4-5-6］

A 006 患者ID	C 014 入院年月日	D 015 退院年月日	K 025 退院時転帰	M 043 入院の契機となった傷病名のICD10コード	N 050 医療資源を最も投入した傷病名のICD10コード	O 064 入院時併存症名1のICD10コード	P 071 入院時併存症名2のICD10コード	Q 078 入院時併存症名3のICD10コード	R 085 入院時併存症名4のICD10コード	S 092 入院後発症疾患名1のICD10コード	T 099 入院後発症疾患名2のICD10コード	U 106 入院後発症疾患名3のICD10コード	V 113 入院後発症疾患名4のICD10コード	W 164 入院時意識障害ある場合のJCS	AA 191 麻平中の発症時期	AE 300 患者ID＋退院年月日	AF 301 件数	AG 在院期間	AH 分母対象フラグ
1111111111	2017/1/1	2017/1/31	1	I639	I639	K861	E785			K590					1	1111111111 20170131	1	31	1
2222222222	2017/1/1	2017/1/31	1	I638	I638	I10	E785								1	2222222222 20170131	1	31	1
3333333333	2017/1/1	2017/1/31	1	J869	I634	R13	J90								0	3333333333 20170131	1	31	1
4444444444	2017/1/1	2017/1/31	1	I633	I633	I10	K259								1	4444444444 20170131	1	31	1
6666666666	2017/1/1	2017/1/31	1	I633	I633	G309	M8199						3I		1	6666666666 20170131	1	31	1
7777777777	2017/1/1	2017/1/31	1	I639	I639	I10	E119			C795					0	7777777777 20170131	1	31	1

Step ⓫から入院中の脳血管疾患等リハビリテーションの実施の有無を確認する工程に入ります。この【006：患者ID】を次の作業で使います。

step ⓫ 基本画面の「自由分析」＞「行為明細情報」をクリックして以下の画面を開きます（→図4-5-7）。

［図4-5-7］

A：レポートの表示
B：EXCEL生成

step ⓬ 上の画面（赤枠部分）で、以下の項目の設定を行います。　※下線が引いてある項目は、分子の出力に必須です。

患者ID： 　　　分母で抽出したID　※図4-5-6の【006：患者ID】をコピーして貼り付けます。
退院年月： 　　対象年月
レセ電算コード： 180027610, 180027710, 180030810, 180033910, 180034110, 180034310, 180043430,
　　　　　　　　　180043630, 180043830, 180044310, 180044410, 180044510
　　　　　　　　　※脳血管疾患等リハビリテーション料のレセ電算コードを設定します。
患者区分： 　　1：包括対象, 2：出来高対象
出力項目の選択：001：診療年月, **003：患者ID**, **006：入院年月日**, 007：退院年月日, **011：DPC6桁分類**, 013：DPCコード,
　　　　　　　　021：レセ電算用コード, 023：レセ_診療明細名称, **026：行為回数**, 034：実施年月日, 035：実施曜日,
　　　　　　　　036：入院日数, **051：患者ID＋退院年月日**, 053：件数

step ⓭ EXCELシートを作成します。

⋯⋯⓬の項目の設定が終わったら、右上の「レポートの表示」（A）をクリックすると対象データが一部表示されます。次に、「EXCEL生成」（B）をクリックし、出力したシートに名前（例：分子）を付けて保存します（→図4-5-8）。

[図4-5-8]

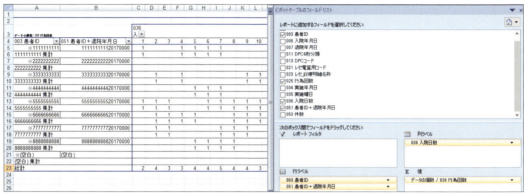

step ⓮ ⓭でできた表（→図4-5-8）をピボットテーブル Excel操作② で集計します。

…>「挿入」>「ピボットテーブル」を選択します。ピボットテーブルのフィールド設定は以下のとおりです（→図4-5-9）。

・行ラベル： [003：患者ID], [051：患者ID＋退院年月日]
・列ラベル： [036：入院日数]
・値： [026：行為回数] （データの個数）

[図4-5-9]

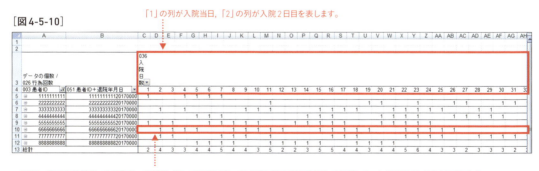

step ⓯ ピボットテーブルを成型 Excel操作② します。

（1）ピボットテーブル　ツール＞デザイン＞小計＞小計を表示しない
（2）ピボットテーブル　ツール＞デザイン＞レポートのレイアウト＞表形式で表示
…>シートに名前（例：集計1）を付けて保存します（→図4-5-10）。

[図4-5-10]

「1」の列が入院当日，「2」の列が入院2日目を表します。

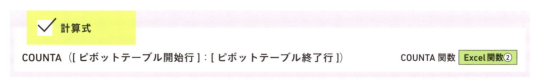

このケースでは，入院2〜5日目，8〜12日目，15〜19日目，22〜26日目に脳血管疾患等リハビリテーションが施行されたことを表します。

step ⓰ 分母の対象となる患者数を求めます。

…>以下の計算式を入れて，【051 患者ID＋退院年月日】の行数をカウントします（→図4-5-11）。

✓ 計算式

COUNTA（[ピボットテーブル開始行]：[ピボットテーブル終了行]）　　　　　COUNTA 関数 Excel関数②

[図4-5-11]

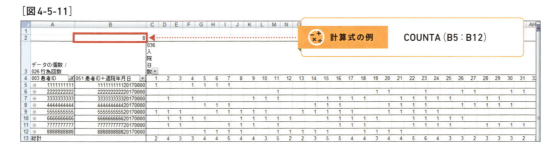

これで、分母の対象となる患者数が算出されました。

分子

step ❶ 新しいシートを作成します。

⇢ シート名（集計1）をコピーして、シート名（例：集計2）のシートを作成します。

step ❷ フィルターで【036：入院日数】の1～4に絞り込みます（→図4-5-12）。

[図4-5-12]

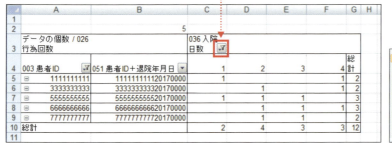
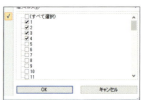

step ❸ 分子の対象となる患者数を求めます。

⇢ 以下の計算式を入れて、【051：患者ID＋退院年月日】の行数をカウントします（→図4-5-13）。

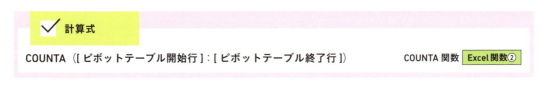

[図4-5-13]

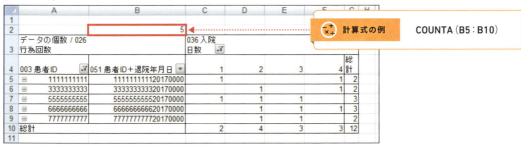

これで、分子の対象となる患者数が算出されました。

step ❹ **分母の対象患者数と分子の対象患者数から，急性脳梗塞患者に対する早期リハビリテーションの実施率を算出します。**

⋯> 実施率＝（分子の対象患者数 / 分母の対象患者数）× 100

補足 手術日が金曜日の場合，土日のリハビリテーションの体制や祝日の状況によって，実施率が低くなることがあります。分析に曜日を加えることで，曜日別の傾向を見ることができます。EXCELの日付に曜日付ける関数 **Excel関数①** を活用して曜日を出力します。

❶ J列【034：実施年月日】の右側に1列挿入して，【035：実施曜日】と列の名称を付けます（→図 4-5-14）。

❷ 以下の計算式を入力し，曜日を出力します。

✓ **計算式**

TEXT（[値],"aaa"）　　　　　　　　　　　　　　　　　　　　　　　　　曜日関数 **Excel関数①**

[図 4-5-14]

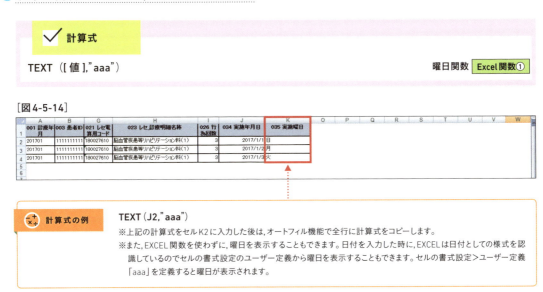

計算式の例　TEXT（J2,"aaa"）
※上記の計算式をセルK2に入力した後は，オートフィル機能で全行に計算式をコピーします。
※また，EXCEL関数を使わずに，曜日を表示することもできます。日付を入力した時に，EXCELは日付としての様式を認識しているのでセルの書式設定のユーザー定義から曜日を表示することもできます。セルの書式設定＞ユーザー定義「aaa」を定義すると曜日が表示されます。

Memo　同様の手順で算出できる指標

大腿骨骨折患者の早期リハビリテーション実施率や急性心筋梗塞等発症後（手術を実施した場合は手術後）の心大血管疾患患者に対する早期リハビリテーションの実施率も同様の算出手順で求めることができます。

データ分析 6 75歳以上入院患者の退院時処方における向精神薬が3種類以上の処方率

※3章の実践例6で用いる指標の算出方法

1 算出定義

分子 ▶ 分母のうち,当該向精神薬が3剤以上の患者数

分母 ▶ 75歳以上の退院患者数のうち退院時処方として向精神薬※が処方された患者数
※日本医師会ORCA管理機構「平成28年4月診療報酬改訂対応」2017年4月3日(五版) p139表「向精神薬の対象医薬品と種類」参照

[参考にした算出定義][1] ● 国立病院機構公表版102

2 対象

分母

以下の❶～❹の条件を満たす患者を分母とします。

❶ 様式1の生年月日と入院年月日より入院時年齢を求め,75歳以上の患者

❷ ❶の患者うち,EFファイルを参照し,向精神薬[別表_102シート][2]のいずれかが処方された患者

❸ EFファイルを参照し,データ区分が「21 内服」「22 屯服」で,かつ行為明細区分情報の1桁目にあたる退院時処方区分[3]が「1.退院時処方」の患者

❹ ただし,以下に該当する場合は除外します。
  …▷ 「精神病棟への入院の有無」または「その他の病棟への入院の有無」が「1.有」の患者

分子

分母のうち,EFファイルを参照し,「21 内服」「22 屯服」で,かつ行為明細区分情報の1桁目にあたる退院時処方区分が「1.退院時処方」のうち,向精神薬[別表_102シート]が3剤以上処方された患者を分子とします。

---

1 国立病院機構 臨床評価指標で公表されています。(2017年3月5日アクセス)
  http://www.hosp.go.jp/treatment/treatment_rinsyo.html
2 国立病院機構定義を採用しているため,QIP医療の質の指標と定義が異なる場合があります。
3 DPC EFファイルの出来高包括フラグと同じ値はARROWSには保持されていないため,実施年月日=退院年月日かつ包括区分=出来高が退院時処方抽出対象となります。

3 算出手順

分母

step ❶ 基本画面の「自由分析」>「患者診療情報+行為明細情報」をクリックして以下の画面を開きます(→図4-6-1)。

[図4-6-1]

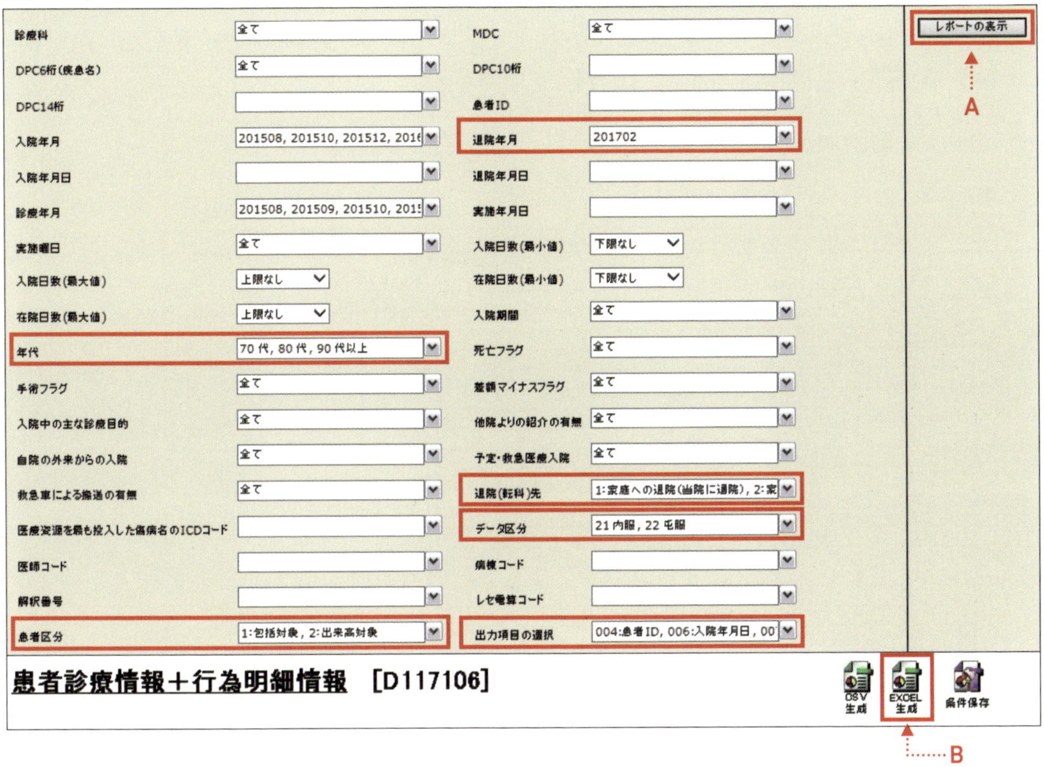

step ❷ 上の画面(赤枠部分)で,以下の項目の設定を行います。 ※下線が引いてある項目は,分母の出力に必須です。

退院年月:	対象年月
年代:	70代,80代,90代以上　※あとの工程(❺)で75歳以上に条件を設定します。
退院(転院)先:	「0:院内の他病棟への転棟」を除く「1」〜「9」
データ区分:	21内服,22屯服
患者区分:	1:包括対象,2:出来高対象
出力項目の選択:	**004:患者ID**,006:入院年月日,007:退院年月日,013:診療科名称,**025:年齢**,301:データ区分,303:データ区分大分類名称,307:レセ電算用コード,313:基準単位,320:実施年月日,323:包括区分,**324:行為明細区分情報**,**325:薬価基準コード**,326:薬効分類,**337:患者ID+退院年月日**,339:件数

step ❸ EXCELシートを作成します。

…▶❷の項目の設定が終わったら,右上の「レポートの表示」(A)をクリックすると対象データが一部表示されます。次に,「EXCEL生成」(B)[4]をクリックし,出力したシートに名前(例:分母)を付けて保存します(→図4-6-2)。

[図4-6-2]

	A	B	C	D	E	F	G	H	I	J	K	L	M	N	O	P
1	004 患者ID	006 入院	007 退院	025 年齢	301 デ	303 デー	307 レセ電算	309 レセ.診療明	311 使用	312 行者	320 実績	323 包括	324 行為明細	325 薬価	326 薬効	337 患者ID+
2	1111111111	20160600	20160700	81	23	投薬	622363901	アノーロエリプタ7吸	1	1	出		100000000000	2259806G1	2259	1111111120160
3	2222222222	20160600	20160700	92	21	投薬	621944901	リスペリドンOD錠	1	7	出		100000000000	1179038F5	1179	2222222220160
4	3333333333	20160600	20160700	77	21	投薬	620326001	ニコランジル錠5m	3	7	出		100000000000	2171017F2	2171	3333333320160
5	3333333333	20160600	20160700	77	22	投薬	620004541	ニトロペン舌下錠C	1	10	出		100000000000	2171018K1	2171	3333333320160
6	4444444444	20160600	20160700	71	21	投薬	622358201	アンブロキソール塩	1	14	出		100000000000	2239001G1	2239	4444444420160
7	4444444444	20160600	20160700	71	21	投薬	622357901	カンデサルタン錠4	1	14	出		100000000000	2149040F2	2149	4444444420160
8	4444444444	20160600	20160700	71	21	投薬	620002543	ヘルベッサー錠3C	2	14	出		100000000000	2171006F1	2171	4444444420160

step ❹ 向精神薬[指標102別表]のダウンロードを行います。

(1) 国立病院機構ウェブサイトより,向精神薬リスト[別表_102シート][5]をダウンロードします。ダウンロードしたシートに名前(例:別表102_20160329)をつけて保存します(→図4-6-3)。

※シート名は,更新年月日にして管理しておくと便利です。

(2) 1行目は,工程に不要なので削除します。

[図4-6-3]

	A	B	C	D	E	F
1	別表-102「75歳以上入院患者で向精神病薬が処方されている患者のうち退院時処方が3種類以上処方率」における向精神薬				◀……削除	
2	分類	一般名	薬価基準コード			
3	【抗不安薬】	オキサゾラム	1124013$			
4	【抗不安薬】	クロキサゾラム	1124014$			
5	【抗不安薬】	クロラゼプ酸二カリウム	1124015$			
6	【抗不安薬】	ジアゼパム	1124017$			
7	【抗不安薬】	ジアゼパム	1124701$			
8	【抗不安薬】	フルジアゼパム	1124019$			
9	【抗不安薬】	ブロマゼパム	1124020$			
10	【抗不安薬】	ブロマゼパム	1124700$			
11	【抗不安薬】	メダゼパム	1124021$			
12	【抗不安薬】	ロラゼパム	1124022$			
13	【抗不安薬】	アルプラゾラム	1124023$			
14	【抗不安薬】	フルタゾラム	1124024$			
15	【抗不安薬】	メキサゾラム	1124025$			
16	【抗不安薬】	トフィソパム	1124026$			
17	【抗不安薬】	フルトプラゼパム	1124027$			
18	【抗不安薬】	クロルジアゼポキシド	1124028$			
19	【抗不安薬】	ロフラゼプ酸エチル	1124029$			
20	【抗不安薬】	タンドスピロンクエン酸塩	1129008$			
21	【抗不安薬】	ヒドロキシジン塩酸塩	1179005$			
22	【抗不安薬】	クロチアゼパム	1179012$			
23	【抗不安薬】	ヒドロキシジンパモ酸塩	1179019$			
24	【抗不安薬】	エチゾラム	1179025$			
25	【抗不安薬】	ガンマオリザノール	2900002$			
26	【睡眠薬】	ブロモバレリル尿素	1121001$			
27	【睡眠薬】	抱水クロラール	1123001$			
28	【睡眠薬】	抱水クロラール	1123700$			

(3) 薬価基準コードを検索するための列を作成します。

…▶最初の列に1列挿入して,【薬価基準コード検索】と列の名称を付けます。

…▶以下の計算式を入力し,【薬価基準コード】の列に入力されている数字の左から7桁目までを出力します(→図4-6-4)。

---

4 ARROWSでは,EXCEL生成とCSV生成を選ぶことができます。ただし,出力行が数万行に渡る場合は,CSV生成のみとなります。今回はEXCEL生成で説明しています。

5 国立病院機構　臨床評価指標として公表されており,随時更新されているので,シート名は更新年月日など日付管理をお勧めします。(2017年3月5日アクセス)
http://www.hosp.go.jp/treatment/treatment_rinsyo.html

計算式

LEFT([薬価基準コード],7)　　　　　　　　　　　　　　　　　LEFT 関数　Excel関数⑦

[図4-6-4]

	A	B	C	D
1	薬価基準コード検索	分類	一般名	薬価基準コード
2	1124013	【抗不安薬】	オキサゾラム	1124013$
3	1124014	【抗不安薬】	クロキサゾラム	1124014$
4	1124015	【抗不安薬】	クロラゼプ酸ニカリウム	1124015$
5	1124017	【抗不安薬】	ジアゼパム	1124017$
6	1124701	【抗不安薬】	ジアゼパム	1124701$
7	1124019	【抗不安薬】	フルジアゼパム	1124019$
8	1124020	【抗不安薬】	ブロマゼパム	1124020$
9	1124700	【抗不安薬】	ブロマゼパム	1124700$
10	1124021	【抗不安薬】	メダゼパム	1124021$
11	1124022	【抗不安薬】	ロラゼパム	1124022$
12	1124023	【抗不安薬】	アルプラゾラム	1124023$
13	1124024	【抗不安薬】	フルタゾラム	1124024$
14	1124025	【抗不安薬】	メキサゾラム	1124025$
15	1124026	【抗不安薬】	トフィソパム	1124026$
16	1124027	【抗不安薬】	フルトプラゼパム	1124027$
17	1124028	【抗不安薬】	クロルジアゼポキシド	1124028$
18	1124029	【抗不安薬】	ロフラゼプ酸エチル	1124029$
19	1129008	【抗不安薬】	タンドスピロンクエン酸塩	1129008$
20	1179005	【抗不安薬】	ヒドロキシジン塩酸塩	1179005$
21	1179012	【抗不安薬】	クロチアゼパム	1179012$
22	1179019	【抗不安薬】	ヒドロキシジンパモ酸塩	1179019$
23	1179025	【抗不安薬】	エチゾラム	1179025$
24	2900002	【抗不安薬】	ガンマオリザノール	2900002$
25	1121001	【睡眠薬】	ブロモバレリル尿素	1121001$
26	1123001	【睡眠薬】	抱水クロラール	1123001$
27	1123700	【睡眠薬】	抱水クロラール	1123700$
28	1124001	【睡眠薬】	エスタゾラム	1124001$

 計算式の例　　LEFT(D2,7)
※上記の計算式をセルA2に入力した後は，オートフィル機能で全行に計算式をコピーします。

step ❺ 年齢75歳以上および退院時処方，向精神薬の処方を確認します。

…▶ シート：（分母）の最後の列に3列挿入し，【年齢75歳以上フラグ】【退院時処方フラグ】【向精神薬フラグ】と列の名称を付けます（→ 図4-6-5）。

(1) 年齢75歳以上を確認します。

…▶ フィルターをかけ，【025：年齢】の列が「75以上」の行の【年齢75歳以上フラグ】に「1」を入力します（→ 図4-6-5）。入力後，【025：年齢】のフィルターを「すべて選択」に戻しておきます。

[図4-6-5]

(2) 退院時処方の薬剤が処方されたかを確認します。

…▶ フィルターをかけ，【324：行為明細区分情報】の列の数字の1桁目が「1」になっている行の【退院時処方フラグ】に「1」を入力します（→ 図4-6-6）。

…▶ 入力後，【324：行為明細区分情報】のフィルターを「すべて選択」に戻しておきます。

[図4-6-6]

(3) 向精神薬処方を確認します。

…▶ 以下の計算式を入力し，【325：薬価基準コード】の左から7桁が，シート：（別表102_20160329）の【薬価基準コード検索】に含まれていれば「1」，そうでない場合は「0」を出力します（→ 図4-6-7）。

計算式

IFERROR(IF(VLOOKUP([検索値],[シート名　範囲を指定],[該当する列番号を指定],FALSE) <>"#N/A",1,0),0)

※今回, [検索値] は列【325: 薬価基準コード】であるが, 計算式は LEFT([325: 薬価基準コード],7) となることに注意してください。

IFERROR 関数　Excel関数⑤, IF 関数　Excel関数④, VLOOKUP 関数　Excel関数⑪, LEFT 関数　Excel関数⑦

[図 4-6-7]

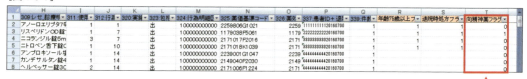

計算式の例

IFERROR(IF(VLOOKUP((LEFT(N2,7)),別表 102_20160329!$A$1:$D$104,2,FALSE)<>"#N/A",1,0),0)

※上記の計算式をセル T2 に入力した後は,オートフィル機能で全行に計算式をコピーします。

step ❻ ❶〜❺の工程でできた表をピボットテーブル　Excel操作② で集計します。

（1）「挿入」＞「ピボットテーブル」を選択します。ピボットテーブルのフィールド設定は以下の通りです（→ 図 4-6-8）。
- レポートフィルター：　［年齢 75 歳以上フラグ］［退院時処方フラグ］［向精神薬フラグ］
- 行ラベル：　［337: 患者 ID ＋退院年月日］
- 値：　［325: 薬価基準コード］（データの個数）

[図 4-6-8]

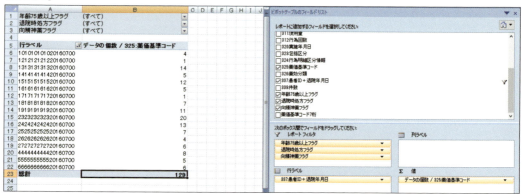

（2）フィルターをかけて分母の対象を抽出します。
　　　…›［年齢 75 歳以上フラグ］＝ 1 かつ［退院時処方フラグ］＝ 1 かつ［向精神薬フラグ］＝ 1 を選択します（→ 図 4-6-9）。

[図 4-6-9]

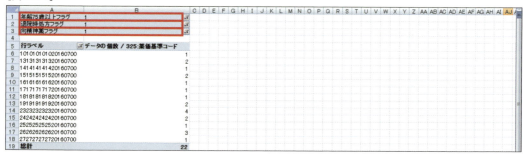

step ❼ 分母の対象となる患者数を求めます。

⇢ 以下の計算式を入れて，【337：患者ID＋退院年月日】の行数をカウントします（→図4-6-10）。

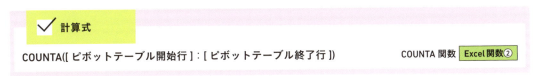

COUNTA([ピボットテーブル開始行]：[ピボットテーブル終了行])　　　　　COUNTA 関数　Excel関数②

[図4-6-10]

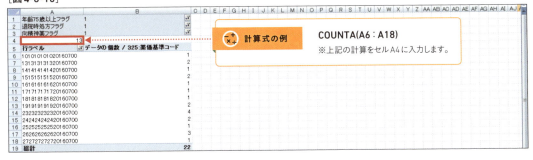

これで，分母の対象となる患者数が算出されました。

分子

step ❶ 新しいシートを作成します。

⇢ シート（分母）をコピーして，シートに名前（例：分子）を付けて保存します。

step ❷ シート：（分子）に「薬価基準コード」7桁を設定します。

⇢ 最後の列に1列挿入して，【薬価基準コード7桁】と列の名称を付けます。
⇢ 以下の計算式を入力して，【薬価基準コード】に入力されている数字の左から7桁を，【薬価基準コード7桁】に出力します（→図4-6-11）。

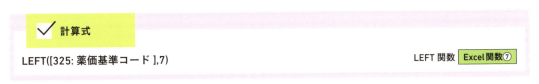

LEFT([325: 薬価基準コード],7)　　　　　LEFT 関数　Excel関数⑦

[図4-6-11]

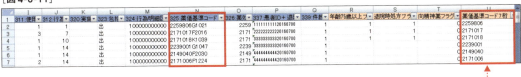

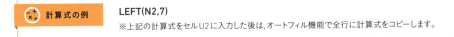

step ❸ ピボットテーブルで集計します。

(1)「挿入」＞「ピボットテーブル」を選択します。ピボットテーブルのフィールド設定は以下の通りです（→図4-6-12）。
- レポートフィルター： ［年齢75歳以上フラグ］［退院時処方フラグ］［向精神薬フラグ］
- 行ラベル： ［337:患者ID＋退院年月日］
- 列ラベル： ［薬価基準コード7桁］
- 値： ［薬価基準コード7桁］（データの個数）

［図4-6-12］

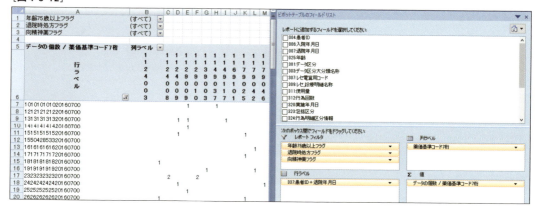

(2) フィルターかけて, 分子の対象を抽出します。
  …＞［年齢75歳以上フラグ］＝1 かつ［退院時処方フラグ］＝1 かつ［向精神薬フラグ］＝1を選択します。患者別, 薬剤別の処方数の表ができます（→図4-6-13）。

［図4-6-13］

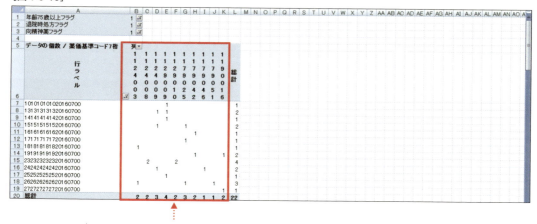

行は各患者のID＋退院年月日, 列は各薬剤（薬価基準コード7桁別）を表し, 患者別・薬剤別の処方数が分かります。

（3）分子の対象となる患者を選定します。

　…▷ピボットテーブルの【総計】の列のいずれかのセルを右クリックして，「並び替え」＞「降順」を選択して，総計の大きい順に並びかえます（→図4-6-14）。

[図4-6-14]

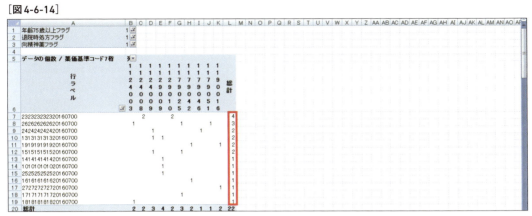

　…▷次に，【総計】が3以上の行（図4-4-15のA）にのみ，【総計】の次の列に以下の計算式を入れて，【薬価基準コード7桁】の個数をカウントします（→図4-6-15のB）。

✓ 計算式

COUNTA([ピボットテーブル開始行]：[ピボットテーブル終了行])　　　COUNTA関数　Excel関数②

[図4-6-15]

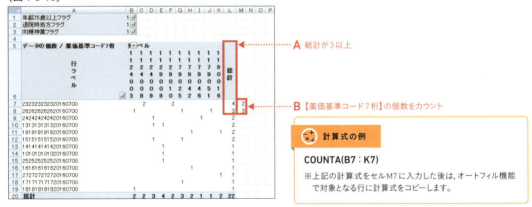

A 総計が3以上
B 【薬価基準コード7桁】の個数をカウント

計算式の例

COUNTA(B7：K7)

※上記の計算式をセルM7に入力した後は，オートフィル機能で対象となる行に計算式をコピーします。

　…▷【総計】が3以上，かつ【薬価基準コード7桁】の個数が3種類以上となるものが分子の対象患者となります。この例では，8行目の症例のみが対象となります。

これで，分子の対象となる患者数が算出されました。

step ❹ 分母の対象患者数と分子の対象患者数から，75歳以上入院患者の退院時処方における向精神薬が3種類以上の処方率を算出します。

　…▷処方率＝（分子の対象患者数 / 分母の対象患者数）　×100

データ分析 **7** 誤嚥性肺炎患者に対する嚥下造影検査の実施率

※3章の実践例7で用いる指標の算出方法

1 算出定義

分子 ▶ 分母のうち,「E0037 造影剤注入手技 嚥下造影」を施行した患者数

分母 ▶ 入院中の傷病名に「J690 固形物及び液状物による肺臓炎（疑い除く）」が記載された患者数

[参考にした算出定義] ● 国立病院機構公表版27

2 対象

分母

以下の❶～❷の条件を満たす患者を分母とします。

❶ 以下の表のとおり,様式1の該当する項目に以下の傷病名が記載されている退院患者

	主傷病名	入院契機傷病名	医療資源傷病名	医療資源2傷病名	入院時併存症	入院後発症
	●	●	●	●	●	●
記載傷病名	J690 誤嚥性肺炎（ただし,「疑い」は除く）					

❷ ❶のうち様式1の「入院時意識障害がある場合のJCS」が20以上の患者を除外します。

分子

分母のうち,EFファイルを参照し,「E0037 造影剤注入手技 嚥下造影」の算定があった患者を分子とします。

3 算出手順

分母

step ❶ 基本画面の「自由分析」＞「カルテ情報」をクリックして以下の画面を開きます（→図4-7-1）。

［図4-7-1］

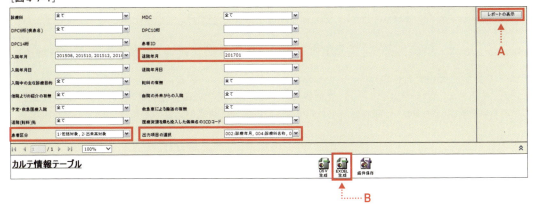

step ❷ 上の画面（赤枠部分）で、以下の項目の設定を行います。　※下線が引いてある項目は、分母の出力に必須です。

退院年月：　　　対象年月

患者区分：　　　1：包括対象，2：出来高対象

出力項目の選択：002:診療年月, 004:診療科名称, **006:患者ID**, 007:性別, 008:生年月日, 014:入院年月日, 015:退院年月日, 019:入院経路, 020:他院よりの紹介の有無, 021:自院の外来からの入院, 022:予定・救急医療入院, 023:救急車による搬送の有無, 024:退院（転科）先, 025:退院時転帰, **035:主傷病名**, **036:主傷病名のICD10コード**, **042:入院の契機となった傷病名**, **043:入院の契機となった傷病名のICD10コード**, **049:医療資源を最も投入した傷病名**, **050:医療資源を最も投入した傷病名のICD10コード**, **056:医療資源を2番目に投入した傷病名**, **057:医療資源を2番目に投入した傷病名のICD10コード**, **063:入院時併存症名1**, **064:入院時併存症名1のICD10コード**, **070:入院時併存症名2**, **071:入院時併存症名2のICD10コード**, **077:入院時併存症名3**, **078:入院時併存症名3のICD10コード**, **084:入院時併存症名4**, **085:入院時併存症名4のICD10コード**, **091:入院後発症疾患名1**, **092:入院後発症疾患名1のICD10コード**, **098:入院後発症疾患名2**, **099:入院後発症疾患名2のICD10コード**, **105:入院後発症疾患名3**, **106:入院後発症疾患名3のICD10コード**, **112:入院後発症疾患名4**, **113:入院後発症疾患名4のICD10コード**, **164:入院時意識障害ある場合のJCS**

step ❸ EXCELシートを作成します。

…➋の項目の設定が終わったら，右上の「レポートの表示」(A)をクリックすると対象データが一部表示されます。次に，「EXCEL生成」(B)[1]をクリックし，出力したシートに名前（例：分母）を付けて保存します（→図4-7-2）。

[図4-7-2]

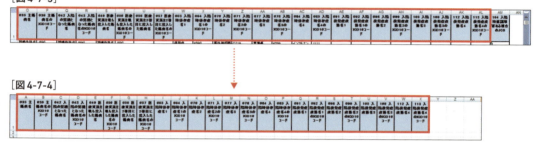

step ❹ 「J690　誤嚥性肺炎」の患者と「J690　誤嚥性肺炎疑い」の患者を検索するためのシートを作成します。

(1) シート：(分母)の1行目のO列【035：主傷病名】〜AL列【113：入院後発症疾患名4のICD10コード】まで（→図4-7-3）を新しいシートの1行目にコピーします。シートに名前（例：検索1）と付けて，保存します（→図4-7-4）。

[図4-7-3]

[図4-7-4]

(2) シート：(検索1)のセルA2に「誤嚥性肺炎」，B2に「J690」と入力します。次に，C3に「誤嚥性肺炎」，D3に「J690」と入力します。4行目以降，13行目まで同様に作業を繰り返します（→図4-7-5）。
…この作業により，「J690　誤嚥性肺炎」の患者を検索するシートが作成されました。

[図4-7-5]

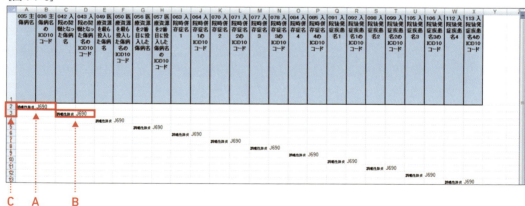

---

[1] ARROWSでは，EXCEL生成とCSV生成を選ぶことができます。ただし，出力行が数万行に渡る場合は，CSV生成のみとなります。今回はEXCEL生成で説明をしています。

Memo　step❹の（2）（→図4-7-5）のように入力する理由

複数の条件に関して「かつ」「または」を設定することができます。ここでは，以下の4つの条件を考えます。
- 条件1　【035:主傷病名】誤嚥性肺炎
- 条件2　【036:主傷病名のICD10コード】J690
- 条件3　【042:入院の契機となった傷病名】誤嚥性肺炎
- 条件4　【043:入院の契機となった傷病名のICD10コード】J690

　同じ行（セルA2,B2）に条件1，条件2を入力することにより，「条件1かつ条件2」という条件設定ができます（A）。同様に，3行目（セルC3，D3）に条件3，条件4を入力することにより，「条件3かつ条件4」という条件設定ができます（B）。さらに，条件1，2と条件3，4を1行ずらして入力したことにより，2～3行目全体で「（条件1かつ条件2）または（条件3かつ条件4）」という複数条件設定ができます（C）。

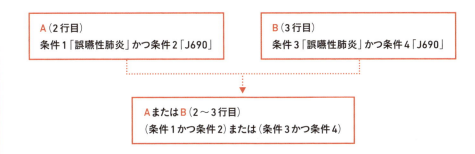

(3) シート：(検索1)をコピーして，新しいシートを作成します。新シートに名前（例：検索2）と付けて，保存します。
(4) シート：(検索2)の「誤嚥性肺炎」を「誤嚥性肺炎の疑い」にすべて置換します。
　⋯>「ホーム」>「検索と置換」>「置換」>「検索する文字列」に「誤嚥性肺炎」，「置換後の文字列」に「誤嚥性肺炎の疑い」を入力>「すべて置換」（→図4-7-6）。

[図4-7-6]

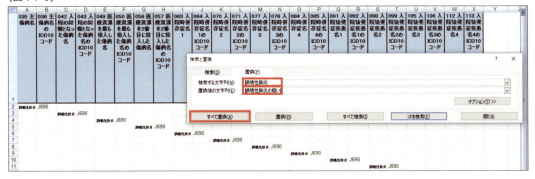

…➢「誤嚥性肺炎」を「誤嚥性肺炎の疑い」にすべて置換すると,以下のような表ができます(→図4-7-7)。
…➢「J690：誤嚥性肺炎の疑い」の患者を検索するシートが作成されました。

[図4-7-7]

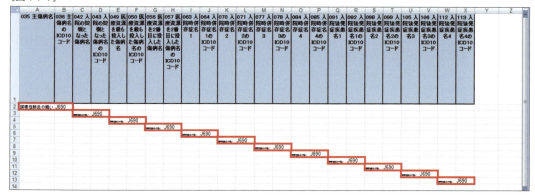

step ❺ シート：(検索1)を使って,シート：(分母)の中からいずれかの傷病名に「誤嚥性肺炎」かつICDコードに「J690」がある患者を確認します。

(1) シート：(分母)の最後の列に1列挿入して,【対象1】と列の名称を付けます(→図4-7-8)。

[図4-7-8]

(2)「データ」＞「フィルター」＞「詳細設定」をクリックすると,フィルタオプションの設定画面が出てきます。
そこで,以下のように設定を行います(→図4-7-9)。
・抽出先：　選択範囲内
・リスト範囲：　シート：(分母)の全範囲(入力例) $A$1:$AN$656

[図4-7-9]

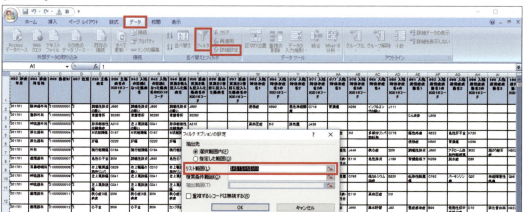

(3) 検索条件範囲のところで、シート見出し「検索1」をクリックします。続いて、検索条件範囲をA1からX13まで選ぶと、「検索1!$A$1:$X$13」と表示されます（→図4-7-10）。ここまで設定が終われば、「OK」をクリックします。

［図4-7-10］

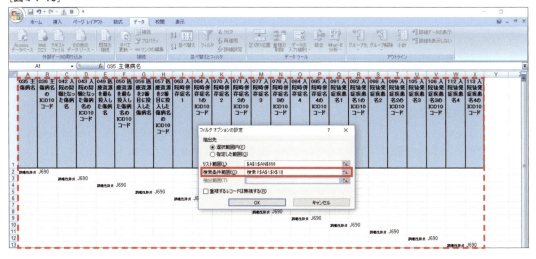

(4) ここまでの作業で、シート：（分母）は、フィルターがかかった状態になります。いずれかの傷病名に「誤嚥性肺炎」かつICDコードに「J690」がある患者のみが表示されていることを確認してください。そのうえで、【対象1】の列に「1」を入力します（→図4-7-11）。

［図4-7-11］

(5) フィルターを元に戻します。
　…>「データ」>（並び替えとフィルター）「クリア」で、シート：（分母）は元の状態に戻ります（→図4-7-12）。

［図4-7-12］

step ❻ ❺ と同様の手順で、今度はシート：（検索2）を使って、いずれかの傷病名に「誤嚥性肺炎の疑い」かつICDコードに「J690」がある患者を確認します。

（1）シート：（分母）の最後の列に1列挿入して、【除外1】と列の名称を付けます（→図4-7-13）。

［図4-7-13］

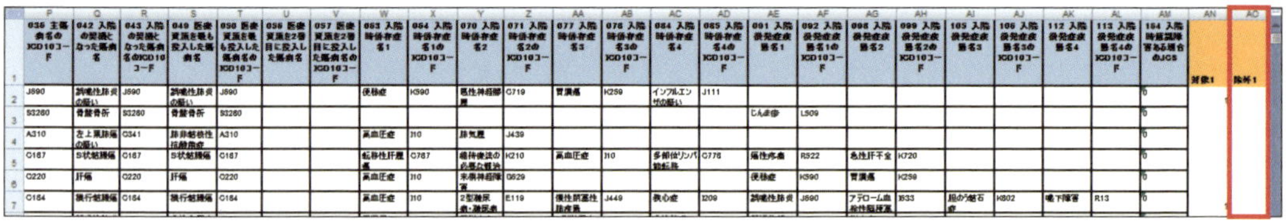

（2）❺（2）〜（3）と同様の手順を行って、いずれかの傷病名に「誤嚥性肺炎の疑い」かつICDコードに「J690」がある患者のみが表示されていることを確認してください。そのうえで、【除外1】の列に1を入力します（→図4-7-14）。

［図4-7-14］

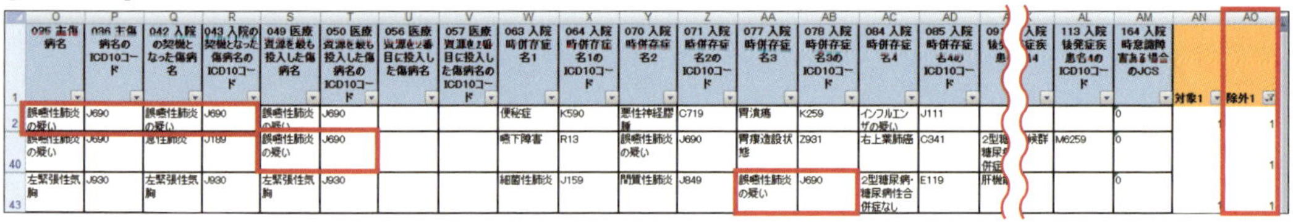

（3）フィルターを元に戻します。
　→「データ」＞（並び替えとフィルター）「クリア」で、シート：（分母）は元の状態に戻ります。

step ❼ 入院時意識障害ある場合のJCSが20以上の患者を除外します。

→フィルターをかけて、シート：（分母）の【入院時意識障害ある場合のJCS】列が「20以上」の行を削除します（→図4-7-15）。
→フィルターを「すべて選択」に戻し、「20以上」の行がすべて削除されていることを確認します。

［図4-7-15］

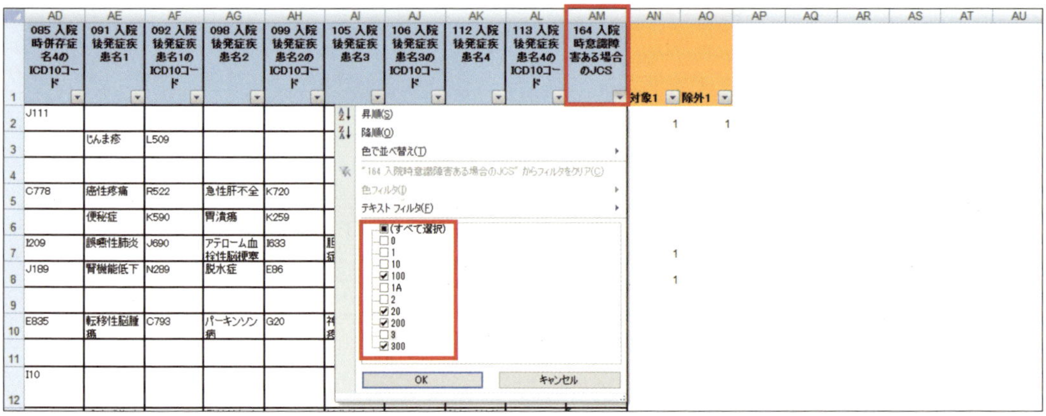

step ⑧ 誤嚥性肺炎の疑いの患者を削除します。

…>フィルターをかけて，シート：（分母）【除外1】の列が「1」の行を削除します（→図4-7-16）。

…>フィルターを「すべて選択」に戻し，「1」の行がすべて削除されていることを確認します。

［図4-7-16］

	O	P	Q	R	S	T	U	V	W	X	Y	Z	AA	AB	AC	AD	AL	AM	AN	AO
1	035 主傷病名	036 主傷病名のICD10コード	042 入院の契機となった傷病名	043 入院の契機となった傷病名のICD10コード	049 医療資源を最も投入した傷病名	050 医療資源を最も投入した傷病名のICD10コード	056 医療資源を2番目に投入した傷病名	057 医療資源を2番目に投入した傷病名のICD10コード	063 入院時併存症名1	064 入院時併存症名1のICD10コード	070 入院時併存症名2	071 入院時併存症名2のICD10コード	077 入院時併存症名3	078 入院時併存症名3のICD10コード	084 入院時併存症名4	085 入院時併存症名4のICD10コード	113 入院後発症疾患名4のICD10コード	164 入院時意識障害ある場合のJCS	対象1	除外1
2	誤嚥性肺炎の疑い	J690	誤嚥性肺炎の疑い	J690	誤嚥性肺炎の疑い	J690			便秘症	K590	悪性神経膠腫	C719	胃潰瘍	K259	インフルエンザの疑い	J111		0	1	1
40	誤嚥性肺炎の疑い	J690	急性肺炎	J189	誤嚥性肺炎の疑い	J690			嚥下障害	R13	誤嚥性肺炎の疑い	J690	胃瘻造設状態	Z931	右上葉肺癌	C341	M6259	0		1
43	左緊張性気胸	J930	左緊張性気胸	J930	左緊張性気胸	J930			細菌性肺炎	J159	間質性肺炎	J849	誤嚥性肺炎の疑い	J690	2型糖尿病・糖尿病性合併症なし	E119		0	1	1

step ⑨ 傷病名のいずれにも「誤嚥性肺炎」，ICDコードに「J690」が記載されていない患者を削除します。

…>フィルターをかけて，シート：（分母）【対象1】の列が「空白」の行を削除します（→図4-7-17）。

…>フィルターを「すべて選択」に戻し，「空白」の行がすべて削除されていることを確認します。

［図4-7-17］

	O	P	Q	R	S	T	U	V	W	X	Y	Z	AA	AB	AC	AD	AL	AM	AN	AO
1	035 主傷病名	036 主傷病名のICD10コード	042 入院の契機となった傷病名	043 入院の契機となった傷病名のICD10コード	049 医療資源を最も投入した傷病名	050 医療資源を最も投入した傷病名のICD10コード	056 医療資源を2番目に投入した傷病名	057 医療資源を2番目に投入した傷病名のICD10コード	063 入院時併存症名1	064 入院時併存症名1のICD10コード	070 入院時併存症名2	071 入院時併存症名2のICD10コード	077 入院時併存症名3	078 入院時併存症名3のICD10コード	084 入院時併存症名4	085 入院時併存症名4のICD10コード	113 入院後発症疾患名4のICD10コード	164 入院時意識障害ある場合のJCS	対象1	除外1
3	骨盤骨折	S3280	骨盤骨折	S3280	骨盤骨折	S3280												0		
4	肺非結核性抗酸菌症	A310	左上葉肺癌の疑い	C341	肺非結核性抗酸菌症	A310			高血圧症	I10	肺気腫	J439						0		
5	S状結腸癌	C187	S状結腸癌	C187	S状結腸癌	C187			転移性肝腫瘍	C787	維持療法の必要な難治	K210	高血圧症	I10	多部位リンパ節転移	C778		0		

step ⑩ ①〜⑨の工程が終わると，以下の表ができます（→図4-7-18）。

［図4-7-18］

K	L	M	N	O	P	Q	R	S	T
022 予定・救急医療入院	023 救急車による搬送の有無	024 退院(転科)先	025 退院時転帰	035 主傷病名	036 主傷病名のICD10コード	042 入院の契機となった傷病名	043 入院の契機となった傷病名のICD10コード	049 医療資源を最も投入した傷病名	050 医療資源を最も投入した傷病名のICD10コード
100	0	1	1	横行結腸癌	C184	横行結腸癌	C184	横行結腸癌	C184
200	0	1	1	急性心不全	I509	誤嚥性肺炎	J690	急性心不全	I509
301	0	4	1	術後イレウス	K913	一過性意識障害	R402	敗血症	A419
200	0	1	1	誤嚥性肺炎	J690	誤嚥性肺炎	J690	誤嚥性肺炎	J690

AE	AF	AG	AH	AI	AJ	AK	AL	AM	AN	AO
091 入院後発症疾患名1	092 入院後発症疾患名1のICD10コード	098 入院後発症疾患名2	099 入院後発症疾患名2のICD10コード	105 入院後発症疾患名3	106 入院後発症疾患名3のICD10コード	112 入院後発症疾患名4	113 入院後発症疾患名4のICD10コード	164 入院時意識障害ある場合のJCS	対象1	除外1
誤嚥性肺炎	J690	アテローム血栓性脳梗塞	I633	胆のう結石症	K802	嚥下障害	R13	0	1	
腎機能低下	N289	脱水症	E86					0	1	
廃用症候群	M6259	高脂血症	E785	右急性滲出性中耳炎	H650	誤嚥性肺炎	J690	0	1	
急性胆のう炎	K810							0	1	

step ⑪ 分母の対象となる患者数を求めます。

…>【006：患者ID】の行数をカウントします。C列を選択すると下部の「コマンド」の部分にC列に含まれるデータの個数が表示されます。1行目の表題も数えているので，分母の対象となる患者数は，表示から1を引いた数になります（→図4-7-19）。

［図4-7-19］

	A	B	C	D	H	I	J	K	L	M	N	O	P	Q	R	S	T	U
1	002 診療年月	004 診療科名称	006 患者ID	007 性別	019 入院経路	020 他院よりの紹介の有無	021 自院の外来からの入院	022 予定・救急医療入院	023 救急車による搬送の有無	024 退院(転科)先	025 退院時転帰	035 主傷病名	036 主傷病名のICD10コード	042 入院の契機となった傷病名	043 入院の契機となった傷病名のICD10コード	049 医療資源を最も投入した傷病名	050 医療資源を最も投入した傷病名のICD10コード	056 医療資源を2番目に投入した傷病名
2	201701	外科	1000000006	1	1	1	1	100	0	1	1	横行結腸癌	C184	横行結腸癌	C184	横行結腸癌	C184	
3	201701	循環器科	1000000007	1	1	0	1	200	0	1	1	急性心不全	I509	誤嚥性肺炎	J690	急性心不全	I509	

コマンド　平均: 1000000311　データの個数: 22　合計: 21000006540　100%

［006 患者ID］は分子の抽出で使います。

これで，分母の対象となる患者数が算出されました。

4章 データ分析7

分子

step ❶ 基本画面の「自由分析」＞「患者診療情報＋行為明細情報」をクリックして以下の画面を開きます（→図4-7-20）。

［図4-7-20］

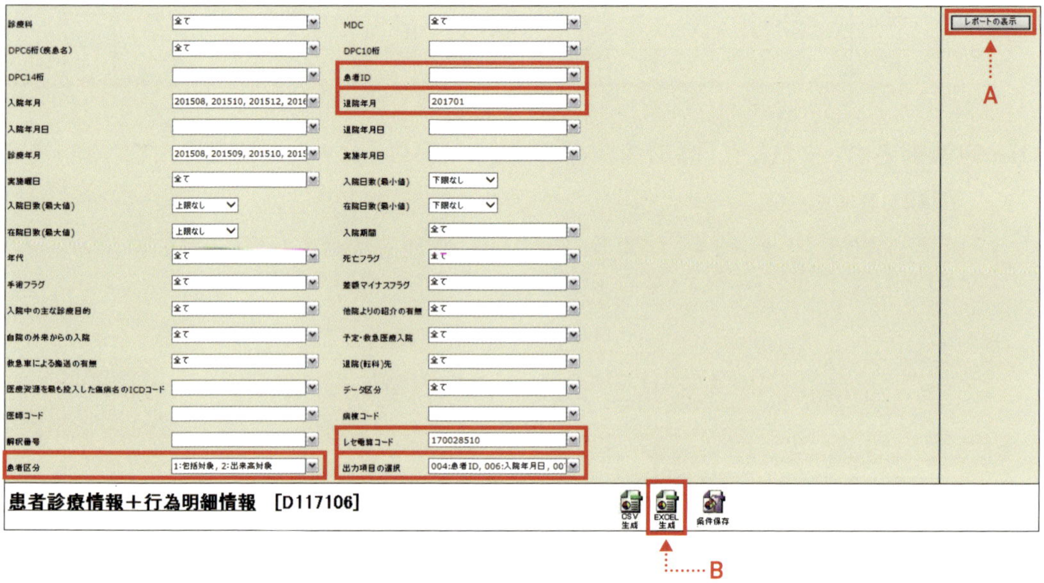

step ❷ 上の画面（赤枠部分）で，以下の項目の設定を行います。　※下線が引いてある項目は，分子の出力に必須です。

患者ID：	分母で対象となったID　※図4-7-19のC列【006：患者ID】をコピーして貼り付けます。
退院年月：	対象年月
レセ電算コード：	170028510　※造影剤注入（嚥下造影）のレセ電算コードを設定します。
患者区分：	1：包括対象, 2：出来高対象
出力項目の選択：	**004：患者ID**, 006：入院年月日, 007：退院年月日, 013：診療科名称, 024：生年月日, 025：年齢, 026：年代, 027：性別, 030：他院よりの紹介の有無, 031：自院の外来からの入院, 032：予定・救急医療入院, 033：救急車による搬送の有無, 034：退院転科先, **307：レセ電算用コード**, **309：レセ_診療明細名称**, 312：行為回数, **320：実施年月日**, 332：病棟コード, 339 件数

step ❸ EXCELシートを作成します。

…▶ ❷の項目の設定が終わったら，右上の「レポートの表示」(A)をクリックすると対象データが一部表示されます。次に，「EXCEL生成」(B)をクリックし，出力したシートに名前（例：分子）を付けて保存します（➡図4-7-21）。

［図4-7-21］

step ❹ 分子の対象となる患者数を求めます。

…▶【004：患者ID】の行数をカウントします。A列を選択すると下部の「コマンド」の部分にA列に含まれるデータの個数が表示されます。1行目の表題も数えているので，分子の対象となる患者数は，表示から1を引いた数になります（➡図表4-7-22）。

［図4-7-22］

これで，分子の対象患者数が算出されました。

step ❺ 分母の対象患者数と分子の対象患者数から，誤嚥性肺炎患者に対する嚥下造影検査の実施率を算出します。

…▶実施率＝（分子の対象患者数 / 分母の対象患者数）× 100

4章で使うEXCEL操作

4章で使うEXCEL操作を紹介します。
とくにピボットテーブルとフィルター機能については具体的な操作手順を解説します。

- **Excel操作①** テキスト日付（YYYYMMDD）を日付形式（YYYY/MM/DD）へ変換
  テキスト日付（例：20170209）を日付形式（例：2017/2/9）へ列ごと変換するには，次の手順を行います。区切り位置指定ウィザードを活用し，「データ(D)」選択 > 次へ > 「タブ」選択 > 次へ > 「日付」選択 > 「完了」

- **Excel操作②** ピボットテーブル
  ピボットテーブルとは，EXCELで「クロス集計」を行う機能です。クロス集計は，2つ以上の項目についてデータの集計を行う集計方法です。

- **Excel操作③** フィルター機能
  フィルター機能とは，必要なデータのみを表示したり，抽出したりできる機能です。

ピボットテーブルの操作手順

step ❶ 集計したいシートを準備します。

（1）今回は，データ分析1のEXCELシート：（EFn_201702）を使います（→ 図4-Z-1）。

［図4-Z-1］

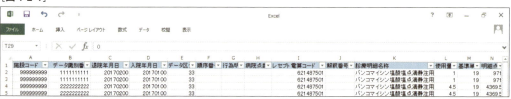

（2）セルの一部を選択した状態にしておきます（→ 図4-Z-2）。

［図4-Z-2］

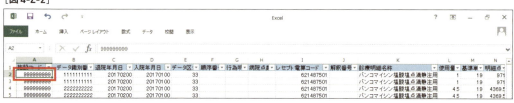

step❷ ピボットテーブル作成の準備をします。

(1)「挿入」>「ピボットテーブル」を選択します(→図4-Z-3)。

[図4-Z-3]

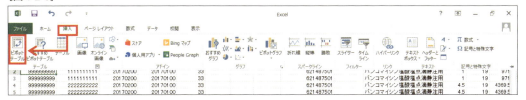

(2)「ピボットテーブルの作成」で設定を行います。
　　…>「テーブルまたは範囲を選択」のセル範囲：データ全体を選択
　　…>「ピボットテーブル　レポートを配置する場所を選択してください」：新規ワークシートを選択
　　…> 上記2点を確認し,「OK」をクリックします(→図4-Z-4)。

[図4-Z-4]

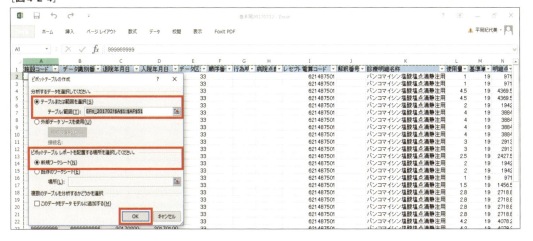

(3)ピボットテーブルの作成画面は,以下のとおりです(→図4-Z-5)。

[図4-Z-5]

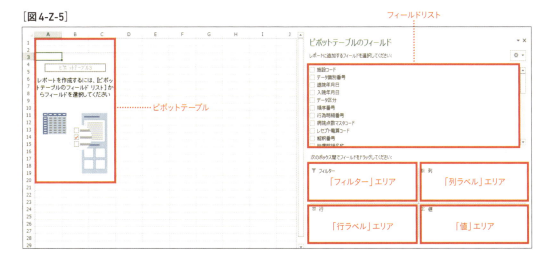

step ❸ ピボットテーブルを作成します。

⋯▷ ピボットテーブルのフィールド設定は以下のとおりです。設定の際には，入力したい項目名を該当する場所まで
ドラッグ＆ドロップすると簡単に設定できます。
- 行ラベル： ［データ識別番号］
- 列ラベル： ［実施年月日］
- 値： ［データ識別番号］（データの個数）

(1) 行エリアを設定します。フィールドリストの「データ識別番号」を行ラベルエリアへドラッグ＆ドロップします。すると，行エリアが作成されます（→ 図4-Z-6）。

［図4-Z-6］

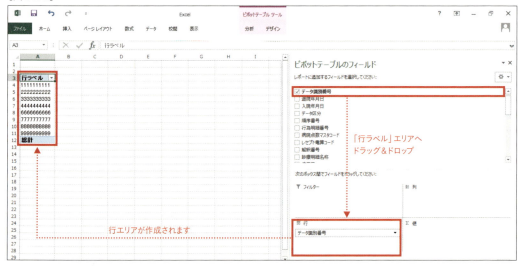

(2) 列エリアを設定します。フィールドリストの「実施年月日」を列ラベルエリアへドラッグ＆ドロップします。すると，列エリアが作成されます（→ 図4-Z-7）。

［図4-Z-7］

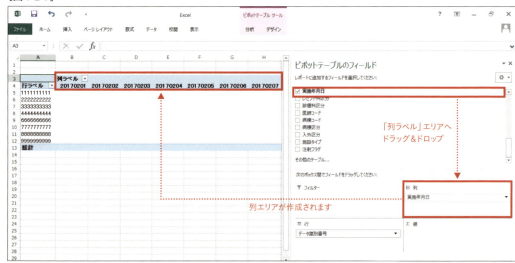

(3) 値エリアを設定します。フィールドリストの「データ識別番号」を値エリアへドラッグ＆ドロップします。すると，値エリアが作成されます（→図4-Z-8）。

［図4-Z-8］

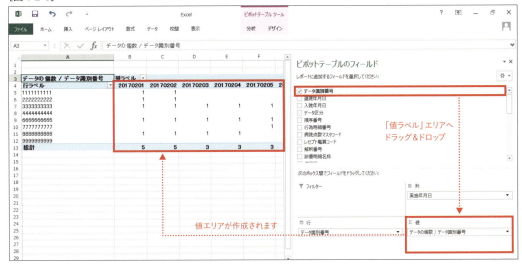

※上記(1)～(3)は順不同です。また，集計表によっては設定しないエリアもありますので，目的に応じて活用してください。

(4) フィールドを設定し終わったら，ピボットテーブルのフィールド画面を「×」で閉じます。すると，以下のピボットテーブルが作成されます（→図4-Z-9）。

［図4-Z-9］

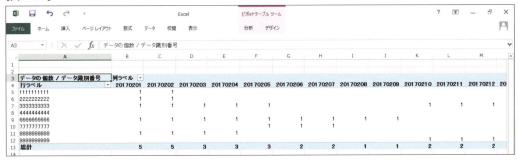

(5) 4行目を選択して，4行目の任意の場所を右クリック，「セルの書式設定」＞「配置」で文字列を縦文字列に変更し（「方向」の中にある縦書きの「文字列」をクリックすると，背景が黒色に変化します。この状態が縦文字列です），列幅を縮小するよう加工すると，以下のように約1カ月分の一覧表ができます（→図4-Z-10）。

［図4-Z-10］

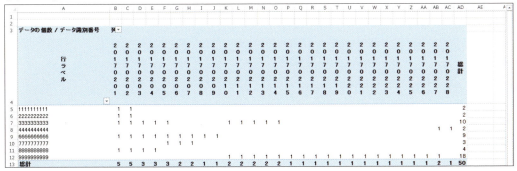

| 補足 | 値エリアの設定時に値「合計」となっている場合,値「データの個数」に変更する方法は,次のとおりです。

(1) 値エリアの「▼」をクリックします(→図4-Z-11)。

[図4-Z-11]

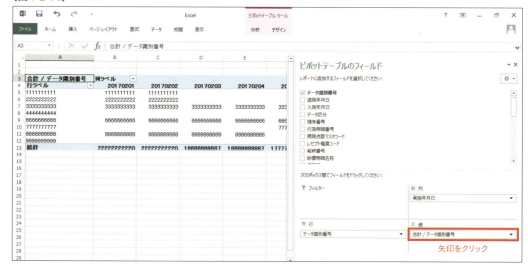

(2)「値フィールドの設定」を選択(→図4-Z-12),「データの個数」を選択し,「OK」をクリックすると,値「データの個数」に変更されます(→図4-Z-13)。

[図4-Z-12]

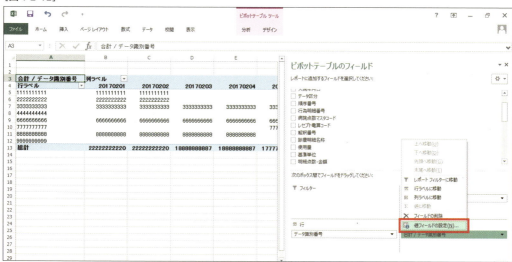

[図4-Z-13]

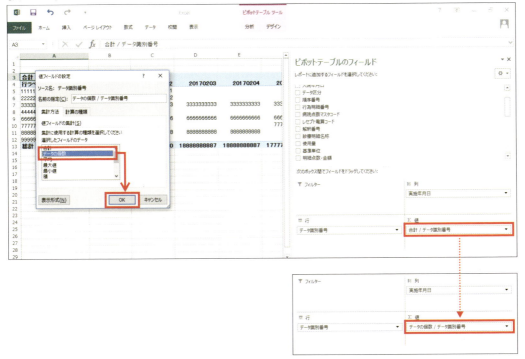

> **Memo** ピボットテーブルの応用
>
> [成型] ピボットテーブルを以下のような成型すると，わかりやすい資料になります。
>   ① ピボットテーブル 「ツール」＞「デザイン」＞「小計」＞「小計を表示しない」
>   ② ピボットテーブル 「ツール」＞「デザイン」＞「レポートのレイアウト」＞「表形式で表示」
> [グループ化] 行もしくは列をまとめることができます。
>   ピボットテーブルを作成後，対象となる行もしくは列を選択した状態で右クリックし，グループ化を選択する。

フィルター機能の操作手順

step❶ フィルターをかける方法

…> 今回はデータ分析2のEXCELシート：(kokuho_201701)を使います。

(1) フィルターをかけたい行（もしくはセル）を選択します（→図4-Z-14）。

[図4-Z-14]

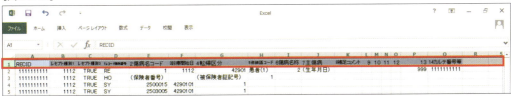

（2）「データ」＞「フィルター」をクリックします（→図4-Z-15）。

［図4-Z-15］

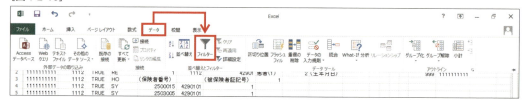

（3）行（もしくはセル）にフィルターボタンが表示されます（→図4-Z-16）。

［図4-Z-16］

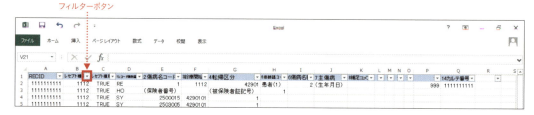

step ❷ フィルターをかけてデータを抽出する方法

…> ここでは，C列【レセプト種別2】「FALSE」（入院出来高データ）の行を抽出します。

（1）フィルターをかけたい列のフィルターボタンをクリックすると，「抽出メニュー」が表示されます（→図4-Z-17）。

［図4-Z-17］

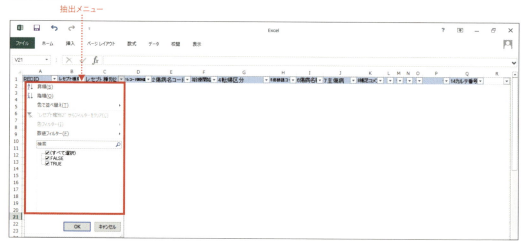

(2) 該当する項目（今回は「FALSE」）を選択し，「OK」をクリックします（→図4-Z-18）。

[図4-Z-18]

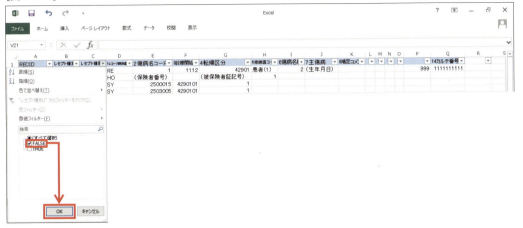

(3) これで，該当する項目が含まれた行が選択されました（→図4-Z-19）。

[図4-Z-19]

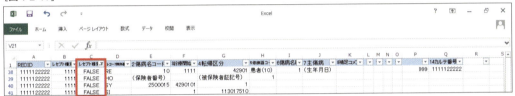

…▶ フィルターがかかった状態は下記のとおりです（→図4-Z-20）。

[図4-Z-20]

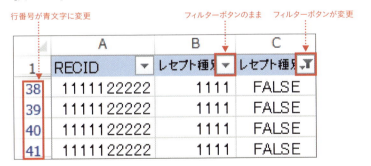

step ❸ フィルターを解除する方法

(1) フィルターがかかった状態からフィルターボタンをクリックして,「すべて選択」を選択し,「OK」をクリックします (→図4-Z-21)。

[図4-Z-21]

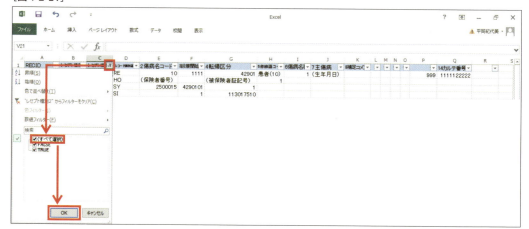

…> または,「並び替えとフィルター」で「クリア」をクリックします (→図4-Z-22)。

[図4-Z-22]

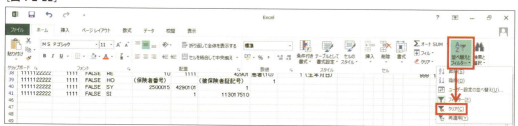

(2) これで, フィルターが選択されていない状態に戻ります (→図4-Z-23)。

[図4-Z-23]

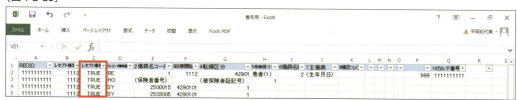

4章で使うEXCEL関数

4章で使うEXCEL関数を紹介します。
とくにVLOOKUP関数については具体的な操作手順を解説します。

● **Excel関数①** 曜日関数
　指定された範囲に含まれるセルの曜日を表示します。
・aaa　　→　月, 火, 水, …
・aaaa　 →　月曜日, 火曜日, 水曜日, …
・(aaa)　→　(月), (火), (水), …
・ddd　　→　Mon, Tue, Wed, …
・dddd　 →　Monday, Tuesday, Wednesday, …　　**TEXT(引数,"[曜日関数]")**

● **Excel関数②** COUNTA関数
　引数リストの各項目に含まれるデータの個数を返します。

● **Excel関数③** COUNTBLANK関数
　指定された範囲に含まれる空白セルの個数を返します。

● **Excel関数④** IF関数
　IF関数を使用して条件を論理式で指定すると,その結果が真(True)の場合は真の場合の値を返し,偽(False)の場合は偽の場合の値を返します。　　**IF(論理式,真の場合,偽の場合)**

● **Excel関数⑤** IFERROR関数
　数式の結果がエラーの場合は指定した値を返し,それ以外の場合は数式の結果を返します。

● **Excel関数⑥** ISEVEN関数
　引数が偶数の場合にTRUE　奇数の場合にFALSE

● **Excel関数⑦** LEFT関数
　文字列の先頭(左端)から指定された文字数の文字を返します。

● **Excel関数⑧** MAX関数
　引数リストに含まれる数値の中で最大値を返します。

● **Excel関数⑨** MIN関数
　引数リストに含まれる数値の中で最小値を返します。

● **Excel関数⑩** SUM関数
　引数を合計します。

● **Excel関数⑪** VLOOKUP関数

VLOOKUP関数は,指定した範囲の中から,指定する検索条件にあった項目を指定し表示することができる便利な関数です。　　VLOOKUP(検索値,範囲,列番号,検索の型)

・検索値：　検索する値またはセルを指定します。
・範囲(シート名　範囲を指定)：　2列以上のセル範囲を指定します。ここで指定した範囲の左端の列で検索値を検索します。
・列番号(該当する列番号を指定)：　目的データが入力されている列番号を指定します。
・検索の型：　検索値の検索方法をTRUE(近似値)かFALSE(完全一致)で指定します。省略するとTRUEとして処理されます。

VLOOK関数の操作手順

データ分析ではVLOOKUP関数を活用します。

step ❶ 集計したいシートを準備します。

⋯⋯▶ 今回は,データ分析1で使ったEXCELシート：(EFn_201702)と塩酸バンコマイシン(注射薬)のシート：(バンコマイシン)使って,塩酸バンコマイシン(注射薬)が投与された患者を抽出します。

step ❷ 計算式を入力します。

(1) 検索値は,シート：(EFn_201702)のI列の「レセプト電算コード」のセルを指定します(→図4-Z-24)。

[図4-Z-24]

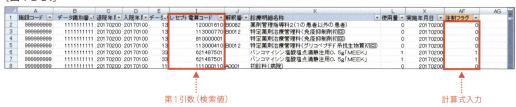

(2) 範囲は,シート：(バンコマイシン)のA列～C列を指定します(→図4-Z-25)。
(3) 列番号は左から3番目のC列なので,「3」と指定します(→図4-Z-25)。

[図4-Z-25]

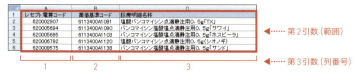

(4) 検索の型はFALSEを指定します。FALSEを指定すると完全に一致する値を取得します。TRUEや省略すると,一致しなくても近い値を取得します。

step ❸ 結果が,以下のように出力されました(→図4-Z-26)。

[図4-Z-26]

文献

1) 伏見清秀編:院内ビッグデータ分析による病院機能高度化 医療の質・安全向上と外来・病棟機能評価へ. じほう, 2016.
2) 国立病院機構:臨床評価指標 ver.3 計測マニュアル.
https://www.hosp.go.jp/cnt1-1_000084.html (2017年1月24日アクセス)
3) 国立病院機構:平成27年度 医療の質の評価・公表推進事業における臨床評価指標.
https://www.hosp.go.jp/cnt1-1_000185.html (2017年1月24日アクセス)
4) 京都大学大学院医学研究科・医療経済学教室:医療の質と経済性の評価・向上にむけて 診療パフォーマンス指標の多施設比較 Quality Indicator/Improvement Project (QIP)「医療の質の指標 定義書」
http://med-econ.umin.ac.jp/QIP/mqi.html (2017年1月24日アクセス)
5) ニッセイ情報テクノロジー:診療情報分析システム(MEDI-ARROWS)分析ガイドライン. 第8章 臨床指標.
6) 本橋隆子, 他:臨床指標の算出定義と算出値の検討 国立病院機構臨床評価指標と医療の質指標ポータルサイトにおける指標値の相違.
日本医療・病院管理学会誌, 52 (3) 139-148, 2015.
7) 厚生労働省:平成28年度「DPC導入の影響評価に係る調査」実施説明資料. 2016.
http://www.mhlw.go.jp/file.jsp?id=366486&name=file/06-Seisakujouhou-12400000-Hokenkyoku/0000129779.pdf
(2017年2月22日アクセス)
8) 国立保健医療科学院:レセプト分析法マニュアル.
9) 診療報酬提供サービス. (2017年7月13日アクセス)
http://www.iryohoken.go.jp/shinryohoshu/
10) 伏見清秀, 今井志乃ぶ:すべてExcelでできる! 経営力・診療力を高めるDPCデータ活用術. 日経BP社, 2014.

おわりに

　本書は,医療の質の改善活動のノウハウをどの病院でも応用できる形にまとめました。
活動開始前だけでなく,活動を開始してからもう一度読んでいただくと,「なるほど」と納得していただける部分もあるのではないでしょうか。活動が行き詰ったときにこそ,頼れる一冊になれば幸いです。

　最後に,本書出版の趣旨にご賛同いただきました医歯薬出版株式会社の五十嵐陽子氏,小八重龍太郎氏,千葉育子氏,株式会社スーヴェニアデザインの武田厚志氏,イラストレーターのサタケシュンスケ氏に厚く御礼申し上げます。

2017年8月

本橋隆子　金沢奈津子

ゼロからはじめる 病院のPDCA
医療の質の見える化と改善 ISBN 978-4-263-23695-6

2017年9月20日 第1版第1刷発行

監 修 伏 見 清 秀
編 集 本 橋 隆 子
　　　　 金 沢 奈津子
発行者 白 石 泰 夫
発行所 **医歯薬出版株式会社**
〒113-8612 東京都文京区本駒込1-7-10
TEL. (03) 5395-7618(編集)・7616(販売)
FAX. (03) 5395-7609(編集)・8563(販売)
https://www.ishiyaku.co.jp/
郵便振替番号 00190-5-13816

乱丁,落丁の際はお取り替えいたします. 印刷・壮光舎印刷／製本・皆川製本所
© Ishiyaku Publishers, Inc., 2017. Printed in Japan

本書の複製権・翻訳権・翻案権・上映権・譲渡権・貸与権・公衆送信権(送信可能化権を含む)・口述権は,医歯薬出版(株)が保有します.
本書を無断で複製する行為(コピー,スキャン,デジタルデータ化など)は,「私的使用のための複製」などの著作権法上の限られた例外を除き禁じられています.また私的使用に該当する場合であっても,請負業者等の第三者に依頼し上記の行為を行うことは違法となります.

JCOPY ＜(社)出版者著作権管理機構 委託出版物＞
本書をコピーやスキャン等により複製される場合は,そのつど事前に(社)出版者著作権管理機構(電話03-3513-6969,FAX 03-3513-6979,e-mail:info@jcopy.or.jp)の許諾を得てください.